健身私教课系列丛书

况子豪◎编著

瘦身美体

训练从新手到高手
（微课版）

清华大学出版社
北京

内容简介

本书是围绕瘦身美体这个主题编写的专业健身教材，秉承因人施教、循序渐进、易于操作和安全至上的原则，针对不同运动基础的人群，将瘦身美体运动分为初阶、中阶和高阶三个层次，同时针对局部肥胖的问题给出了特别的运动方案。另外，还从膳食调理的角度给出了科学的建议。

本书涉及的各个健身动作都配有真人实拍示意图，以及详细的运动步骤解说、动作要领提示和锻炼强度建议。通过阅读本书，读者可以找到安全有效的练就完美身材的方法。

图书在版编目 (CIP) 数据

瘦身美体训练从新手到高手：微课版 / 况子豪编著 . —北京：清华大学出版社，2023.3
（健身私教课系列丛书）

ISBN 978-7-302-54962-8

Ⅰ. ①瘦… Ⅱ. ①况… Ⅲ. ①减肥 - 健身运动 - 基本知识 Ⅳ. ① R161.1

中国版本图书馆 CIP 数据核字（2020）第 031516 号

责任编辑：李玉萍
封面设计：李 坤
责任校对：张彦彬
责任印制：刘海龙

出版发行：清华大学出版社
    网   址：http://www.tup.com.cn，http://www.wqbook.com
    地   址：北京清华大学学研大厦 A 座 邮   编：100084
    社 总 机：010-83470000   邮   购：010-62786544
    投稿与读者服务：010-62776969，c-service@tup.tsinghua.edu.cn
    质 量 反 馈：010-62772015，zhiliang@tup.tsinghua.edu.cn
印 装 者：三河市人民印务有限公司
经 销：全国新华书店
开 本：146mm×210mm   印 张：7.625   字 数：244 千字
版 次：2023 年 4 月第 1 版   印 次：2023 年 4 月第 1 次印刷
定 价：49.8 元

产品编号：082839-01

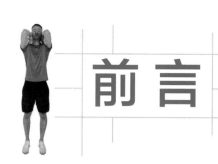

前言

俗话说："三分天注定，七分靠打拼。"如今，有人又加上了一句"剩下九十分靠颜值"。这句话虽然存在戏谑的成分，但也反映出当今社会的一些现实状况。爱美之心，人皆有之，谁不喜欢漂亮的事物呢？有趣的灵魂固然必不可少，好看的皮囊也不是可有可无。姣好的面容和匀称的身材，能让我们更加自信，也能给人留下更好的第一印象，这对于我们的工作和生活来说都是有帮助的。

世界总有它残酷的一面，人们有时候免不了肤浅、势利、刻薄。尤其是在移动互联网时代，一切细枝末节都会被放大。即便是时刻注重形象管理的明星，也难免有"翻车"的时候：闪光灯下一次无意的走光，被衣服勒出来的一层薄薄的赘肉、脸上偶尔长出的痘痘……所有这一切就像是被放在显微镜下，被公众讨论、嘲笑、奚落。如果这些世界上漂亮的人都要面对这些，那么普通人又如何逃得过？

每个人都希望自己看起来更漂亮或者更健康一些，然而，人的长相都是天生的，我们很难改变自己的面容。整容或许是个不错的办法，但不是每个人都能接受。当面容已经无法更改的时候，我们可以把目光投向身材。虽然我们没有办法再长高，却能让自己看起来更加苗条一些、纤细一些。

遗憾的是，瘦身这条路并不是那么好走。所有瘦身的人都有一个梦，就是一天瘦10斤，今天"马甲线"，后天"蜜桃臀"。但是，现实往往是残酷的。我们可能出过很多汗、花过很多钱、挨过很多饿，饱受精神与肉体的双重折磨，最终却毫无成效，为什么呢？是因为你还不够努力吗？是因为你的意志不够坚定吗？是因为你的基因不够好吗？你有没有想过，可能是因为你一开始就走错了方向呢？

如今的网络上，与瘦身相关的信息铺天盖地，根本不必刻意搜寻。但是，有系统地针对各种体质的人，介绍各种不同的减肥方法及其副作用的书籍却不容易找到。仔细观察周遭那些正在瘦身的人，他们大多数都是一味地追捧时下最新、最流行的瘦身方法，靠着摄入单一食物的"ONE FOOD"瘦身方法来进行瘦身。

当然，这些名声响亮的瘦身方法如果能够被彻底执行的话，也能取得让人满意的效果。可是，对这些瘦身方法没有深入地了解就轻率地去实行，是非常危险的，不要说减轻体重了，可能连健康都会受到损害！

若是在短期内过度瘦身，会导致肌肉大量流失、骨密度降低，还会伴随着强烈的疲劳感和巨大的压力。而且，就算暂时达到了减重的目的也会迅速反弹，甚至变得比以前更重。因此，改正错误的饮食习惯、有效地设计适合自己的能量摄取、消耗模式，通过适当的运动调整身体的脂肪量和肌肉量，堪称健康瘦身的核心！

本书秉承因人施教、循序渐进、易于操作和安全至上的原则，针对不同运动基础的人群，将瘦身美体运动分为初阶、中阶和高阶三个层次，同时针对局部肥胖的问题给出了特别的运动方案。无论你是零基础的运动小白，还是体重严重超标的肥胖者，都可以找到适合自己的运动方案。无论你想尝试风靡全球的 HIIT，还是高难度的小器械训练，本书都能为你提供科学的指导。

瘦身，不仅仅是为了减轻体重，更是为了活出健康精彩的人生。一种适合自己的瘦身方法，就像一个一辈子相处在一起的朋友一样。我们希望本书会成为你最值得信赖的朋友！

本书赠送的微课视频均以二维码形式提供，读者可以使用手机扫描下面的二维码下载并观看。

目录

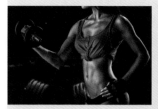
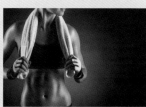

第 1 章　初识减肥美体

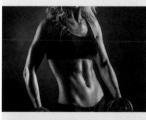
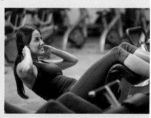

第 2 章　初阶瘦身运动

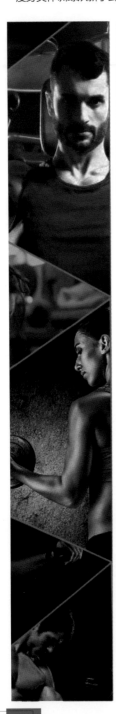

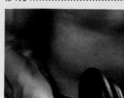

第 3 章 中阶瘦身运动

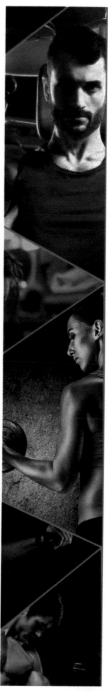

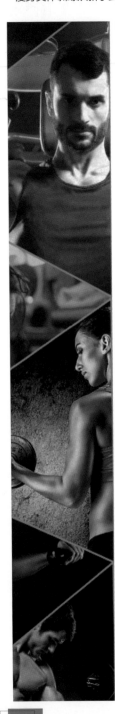

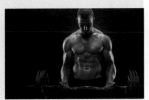

第 4 章 高阶瘦身运动

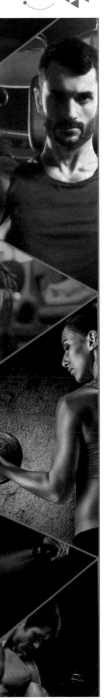

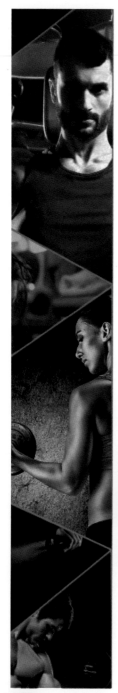

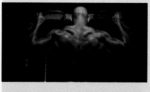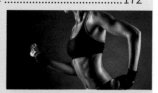

第 5 章　局部美体运动

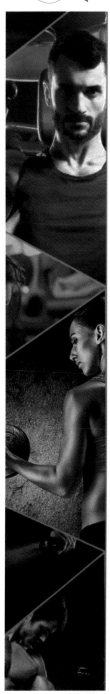

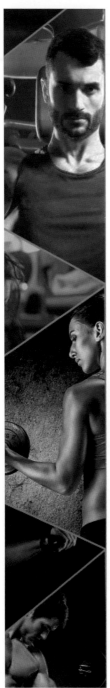

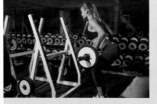
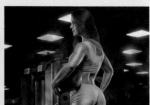

第 6 章　科学膳食调理

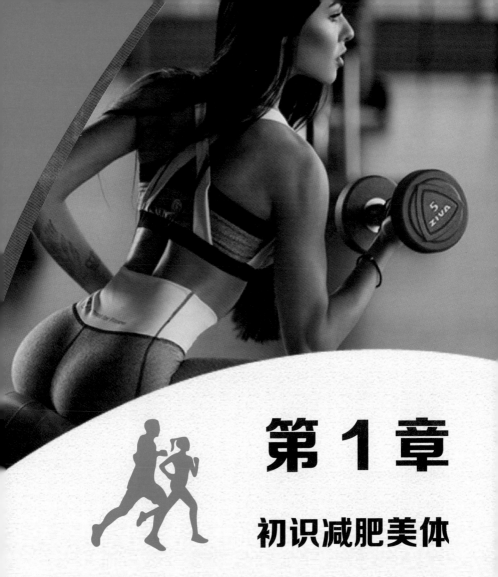

第 1 章

初识减肥美体

现代社会，越来越多的人开始控制自己的体重，以便保持健康的身体和美丽的体形。然而，并不是每个人都能正确进行减肥美体。本章主要就减肥美体的定义、正常体重的判定方法、常见的减肥方式以及运动减肥的原则等基本问题进行讲解。

1.1 什么是减肥美体？

一般人认为，减肥就是减重。其实，减肥的含义比减重更广。减肥，是指采用人为手段故意降低体重，特别是减少体内的脂肪。减肥的原因主要有：出于健康的考虑，如患有糖尿病、心脏病或四肢关节有疼痛症状；想拥有更好的身材；从事对体重、外形有限制的职业和参与某些活动。

在食物匮乏的农业社会，多数人不存在体重过重的困扰，减肥相关的专业机构也无存在的必要，但现代社会，很多人可能因体力劳动量不足，且养分摄取容易而造成肥胖。经济的发展必然使得部分人摄入的能量超过其消耗的能量，从而使得体内脂肪增多导致身材变形、体重增加。

因此，减肥就是减少人们认为的多余的脂肪。为什么不直接说多余的脂肪呢？因为现代人追求完美的、瘦削的体形已经到了极其苛刻的地步，模特和明星，尤其是年轻的女明星、名模，明明一点都不胖，却还觉得自己肥肉太多需要减肥。广义上来说，减肥，就是减少体重，而减少体重的方式就不单单是减少脂肪了，对于某些女性来说，甚至包括减少肌肉。

其实，现代人减肥很大部分已经不是为了健康问题了，而是为了塑造完美的体形。减肥，既包括减轻体重来显瘦，还包括在不减重的情况下塑造完美的体形。换句话说，一个人的体重有可能没变，但是身材变得更瘦削更完美了，松松垮垮的赘肉变成了结实紧致、富有弹性的肌肉，那么减肥的目的也就达到了，根本不需要以减少的体重来激励自己。有些靠吃泻药减肥的人，体重是明显下降了，但是体形很可能一点儿都没变，原本结实的肉变虚浮了，人的气色也变得很难看，这显然不如锻炼减肥来得好。锻炼减肥比节食减肥来得更健康、更理性，采取的方式也更科学。

既然减肥是在塑造完美的体形，那么局部减肥就是一个很重要的概念，例如减去小肚腩、美腿瘦腿、减去手臂"拜拜肉"、减少橘皮组织，等等。科学的减肥运动，可以把肌肉拉长，使人显得修长瘦削，对于塑造身体曲线帮助很大。

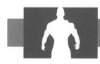

1.2 身高体重指数

一个人是否需要减肥，有一个简单的判定依据，也就是身高体重指数（Body Mass Index，BMI）。BMI 是一个计算值，主要用于统计。

"身高体重指数"这个概念，是由 19 世纪中期的比利时统计学家及数学

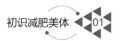

家朗伯·阿道夫·雅克·凯特勒（Lambert Adolphe Jacques Quetelet，1796 — 1874）最先提出的。它的定义如下：

$$BMI = w \div h^2$$

其中，w= 体重，单位：千克；h= 身高，单位：米；BMI= 身高体重指数，单位：千克 / 平方米。

BMI 原来是一个用于公众健康研究的统计工具。当需要知道肥胖是否为某一疾病的致病原因时，可以把病人的身高及体重换算成 BMI，再找出其数值及病发率是否有线性关联。由于 BMI 主要反映整体体重，无法区别体重中体脂肪组织与非脂肪组织（包括肌肉、器官），同样身高体重的人可算出相同的 BMI，但其实脂肪量不同，因此 BMI 是整体营养状态的指标。以往拿来作为肥胖的指标，是因发现 BMI 与体脂肪率在统计上有高度相关；但在同样 BMI 之下，仍会有体脂肪率的差异。

由于 BMI 没有将体脂肪率计算在内，所以一个 BMI 超标的人，实际上可能并不肥胖。例如健身者，由于肌肉较多，他的 BMI 可能会超过 30。如果他们身体的脂肪比例很低，那就不需要减重。

据统计，美国是世界上肥胖人口最多的国家。《新英格兰医学期刊》发表的一项新研究结果显示，到 2030 年，49.2% 的美国成年人 BMI 指数超过 30，即肥胖的标准，相当于每个州至少都会有 35% 的成年人肥胖。而严重肥胖的成年男性将有 21.1%，成年女性将有 27.6%。

状 态	BMI	
	最低	最高
非常严重的体重不足		15
严重体重不足	15	16
体重过轻	16	18.5
体重正常（健康体重）	18.5	25
体重过重	25	30
肥胖 I 级（中等肥胖）	30	35
肥胖 II 级（严重肥胖）	35	40
肥胖 III 级（非常严重的肥胖）	40	

1.3　常见减肥方式

▌1.3.1　运动

有规律的运动是主要且不易造成身体损伤的减肥方法。在各类运动中，有氧运动（Aerobic exercise）是常见的用作减轻体重的运动。有氧运动是一种以提高人体耐力，增强心肺功能为目的的体育运动，又称有氧训练、需氧运动、带氧运动。

人体运动需要三磷酸腺苷（ATP）来提供能量，ATP可以由身体进行有氧代谢和无氧代谢合成。无氧代谢能够在短时间内不需要氧气的状态合成ATP，但是维持时间不长；而有氧代谢需要氧气参与合成ATP，但是能够长时间进行。一般认为，运动中消耗的ATP以有氧代谢产生为主的就是有氧运动。常见的有氧运动的项目有：长距离慢跑、骑行、游泳、跳绳、有氧健身操、踏板舞及其他有氧舞蹈等。

刚开始运动时，消耗的是血液中的血糖，血糖降低后则转为消化肝糖，最后才会燃烧到脂肪。要达到燃烧脂肪的程度，通常要运动30分钟以上。

▌1.3.2 节食

根据美国国立卫生研究院（National Institutes of Health，NIH）、美国营养学会（American Society for Nutrition，ASN）的建议，一般人减重时，女性每天热量至少需摄取1200～1500卡路里、男性1500～1800卡路里（此数值是不论身高的最小值，依身高不同只会向上增加，青少年则最低需1600卡路里），健康风险较低，低于此标准的节食，必须咨询医师、营养师，制定饮食规范，以防止营养摄取不足，造成健康危害。

节食方法有很多种，常见的有食用高蛋白食物（只吃瘦肉）或者限制热量摄取。但是基本上，节食只可以辅助减重，如果没有搭配有氧运动，节食减肥失败率很高，甚至会造成生命危险。减少热量摄取，身体会转而消耗蛋白质而非脂肪，所以减肥目标达到后，很容易复胖，且肌肉含量会比减肥前少，脂肪含量会比减肥前还多。而且身体中的糖类消耗殆尽后，会产生酮酸中毒的危险。一般正常的节食减肥，是要搭配有氧运动，且食用膳食纤维多的食物，减缓血糖上升速率，避免产生"回弹"而吃入更多食物。

节食过程中，一般一天建议摄取不可低于1200卡路里（女性）、1500卡路里（男性），且要正确计算其他营养素的需求，必须足够。医疗上有所谓代餐（VLCD），但如需长期使用，必须咨询专业医师或营养师，或是按照专业营养师开立的减肥食谱进行减肥。代餐减肥的主要原理是利用代餐中高比例的纤维质，在餐前食用可以先占去腹中大量的食物位置增加饱足感，在进食正餐时就会吃得较少，长期下来所摄取的热量降低，从而达到减肥的效果。合格的代餐可以提供质量均衡的蛋白质、维生素与矿物质，并附有营养师设计的均衡饮食参考食谱，以维持身体最佳的机能。

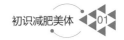

▎1.3.3 其他方式

对于某些体重严重超标者来说，运动和节食往往无法迅速取得减重效果，所以不得不采取手术的方式。早期是肠切除手术，后来发现副作用大且死亡率高，遂改成胃切除手术，这种手术风险较高，通常是超出正常体重 50% 以上才需要进行，手术完成后，患者稍微吃一点食物便有饱腹感。

胃切除手术后，虽然效果明显，但是却会导致胃倾倒症，因为患者胃缩小后，幽门括约肌失去作用，无法控制食糜入肠，引起胃肠功能失调，产生颜面红潮、心慌、晕眩、恶心、腹痛腹泻等症状，最后甚至惧食。原则上，限制饮食中糖类摄取可以缓解这些症状。

1.4 运动减肥原则

如前所述，有氧运动是主要的减肥美体方式。虽然有氧运动的门槛很低，谁都可以简单地进行有氧运动，但要想快速有效地减脂减肥，就必须遵循一定的运动原则。

（1）运动前身体别"空仓"

有氧运动一般持续时间比较长，为了保证身体有足够的能量来完成锻炼，可以在运动前一小时补充碳水化合物（面包、香蕉等），或者饮用运动饮料。尤其是早晨起床后，体内的血糖处于"空仓"状态，此时运动会因为缺乏及时足够的供能，出现四肢无力、身体快速疲劳、精神疲惫等情况。即便是希望减轻体重的人群，保证身体有一定的能量来维持长时间的减肥锻炼，也是非常重要的，尤其是出现饥饿反应的时候，身体的运动机能会逐渐减弱，无法达到预期的运动目的。当然，刚吃完饭就运动也是不合适的，此时大量的血液集中在胃部帮助消化，四肢会感觉乏力。此时运动会加剧肠胃负担，出现胃部不适、呕吐甚至引发急性肠炎。

（2）身体不适别运动

如果有感冒、发烧、咳嗽等症状，建议停止当天的训练，让身体有足够的休息。运动中出现身体不适的情况时，如四肢发冷、胃部不适、头晕、心跳过快等，也要立刻中止运动。

（3）训练前后要"放松"

有氧运动虽然强度不是很高，但长时间的运动，身体的某些肌肉群也会出现过度紧张的情况，甚至出现运动损伤，所以无论是训练前还是训练后，肌肉的伸展放松都很重要。一般在运动前应有 10 ～ 15 分钟的热身环节，让身体慢慢发热，提升神经兴奋度，把一些僵硬的肌肉拉开，同时激活深层的肌肉，这样也有利于关节的保护。运动后建议做 15 ～ 20 分钟的放松动作，缓慢地降低心率。因为这时身体温度较高，更有助于放松运动中长时间紧绷的肌肉，是舒展放松的最佳时机。

（4）健身也要挑环境

由于一些有氧运动是在户外进行的，天气情况也会对运动产生影响。比如在过热的环境下，由于核心体温升高，汗液排放加剧，水分流失严重，容易出现明显的疲劳、乏力、发热、脱水等现象，严重者会出现热痉挛或者晕厥。而在寒冷环境里，身体的热平衡难以维持，运动能力显著降低，同时冷空气的吸入会增加心脏病和哮喘病的发病风险。同样不适宜进行户外有氧训练的还有阴霾天及大雾天，空气中大量的灰尘颗粒对身体危害较大。

（5）运动过程重补水

在运动前、中、后期，水分的补充也很重要。在运动过程中出汗会导致水分大量流失，当你感觉到口渴时，已有占体重 3% 的水分流失，身体已经处于轻度脱水状态，对身体的健康和运动能力都有一定的影响。在流失水分的同时还丢失了一定量的电解质，很多人在运动后喝水会感到"越喝越渴"，就是因为白开水中无机盐的含量很少，因此，在补水的同时还应适量补充无机盐。运动饮料能够迅速补充水分、电解质和能量，维持和促进体液平衡，为恢复、提高运动能力提供了很好的保障。

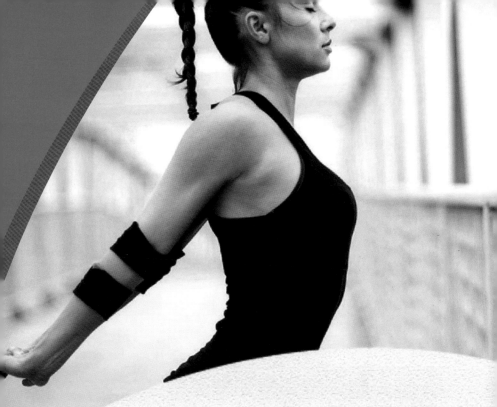

第 2 章

初阶瘦身运动

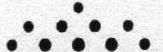

瘦身运动应该循序渐进，持之以恒。对于运动基础较差的人来说，一味追求运动量，最后只会酿成恶果，没能瘦身事小，造成运动伤害事大。本章主要介绍初阶瘦身运动，适用于丝毫没有健身经历或者健身经验较少的人。

2.1 防范未然：上下肢综合热身

正如同汽车发动后如果不热车就全速行驶，容易造成引擎的损坏一样，缺乏足够的热身运动，是引起各种运动伤害的主要原因之一。因此，在正式进行瘦身运动之前，必须切实做好热身运动。

所谓热身运动，就是在运动之前，用短时间、低强度的动作，让即将运动时要使用的肌肉群先行收缩活动一番，以增加局部和全身的温度并促进血液循环，并且使体内的各种系统（包括心血管系统、呼吸系统、神经肌肉系统及骨骼关节系统等）能逐渐适应即将面临的较剧烈的运动，减少运动伤害的发生。

本节主要介绍上肢和下肢的综合热身动作。在训练前，建议先了解每个动作的要点，学会之后再开始训练。此外，训练前不能吃太多东西，否则训练中会引起腹部不适和气喘的情况，相关肌肉会有酸痛和牵拉感。

2.1.1 站姿颈部左后侧拉伸

运动步骤
Movement steps

① 身体站直，双手自然下垂。② 左手叉腰，右手放在头部左侧上方。③ 将头向右前方转 45°，低头看右下角，右侧手轻轻拉动头。④ 保持肩部水平。侧面特写如④、⑤、⑥。

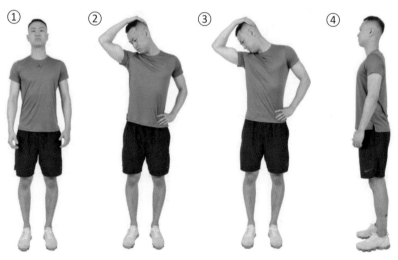

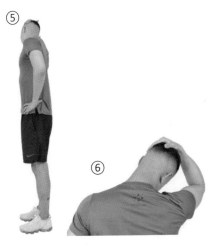

⑤

⑥

◎ **动作要领**

保持自然呼吸，全身放松，颈部左后侧有牵拉感
完成时间：15 秒 / 组
完成次数：1 次 / 组，每天 1 组

◎ **常见错误**

拉力过大，左肩抬起

▌2.1.2　站姿颈部右后侧拉伸

运动步骤
Movement steps ▼

① 身体站直，双手自然下垂。
② 右手叉腰，左手放在头部右侧上方。③ 头向左前方转 45°，低头看左下角，左侧手轻轻拉动头。④ 保持肩部水平。侧面特写如③、④。

① ②

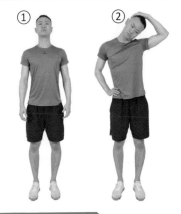

③ ④

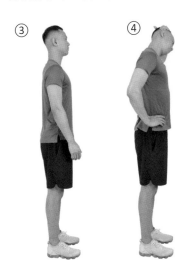

◎ **动作要领**

保持自然呼吸，全身放松，颈部右后侧有牵拉感
完成时间：15 秒 / 组
完成次数：1 次 / 组，每天 1 组

◎ **常见错误**

拉力过大，右肩抬起

▌2.1.3 站姿颈部前侧拉伸

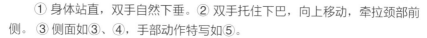

运动步骤
Movement steps ▼

① 身体站直，双手自然下垂。② 双手托住下巴，向上移动，牵拉颈部前侧。③ 侧面如③、④，手部动作特写如⑤。

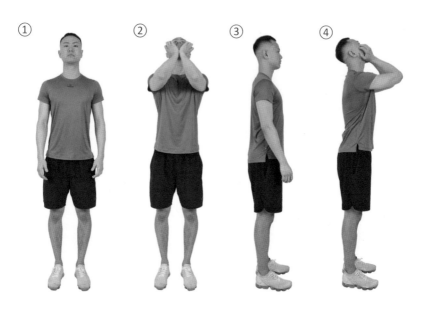

① ② ③ ④

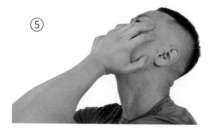

⑤

◎ **动作要领**

保持自然呼吸，全身放松，颈部前侧有牵拉感
完成时间：15 秒 / 组
完成次数：1 次 / 组，每天 1 组

◎ **常见错误**

手部用力过大，引起疼痛

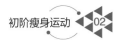

2.1.4 向前肩部绕环

① 身体站直，双脚打开与肩同宽，保持身体稳定。② 将手指虚握，大拇指点在肩膀上。③ 屈臂，肩膀向前做画圆动作，幅度越大越好。侧面如④～⑥。

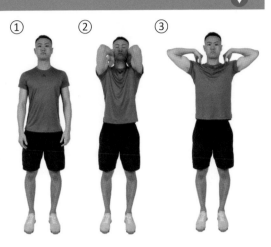

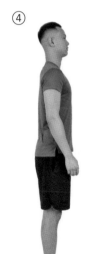

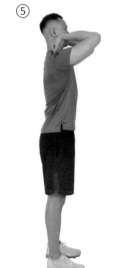

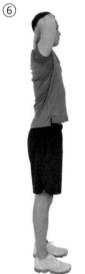

◎ 动作要领

保持自然呼吸，肩部有拉伸感
完成时间：15 秒 / 组
完成次数：1 次 / 组，每天 1 组

◎ 常见错误

转动速度过快

2.1.5　向后肩部绕环

运动步骤
Movement steps

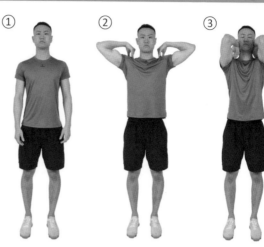

① 身体站直，双脚打开与肩同宽，保持身体稳定。② 将手指虚握，大拇指点在肩部上。③ 屈臂，肩膀向后做画圆动作，幅度越大越好。侧面如④～⑥。

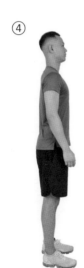
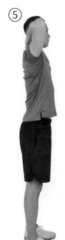
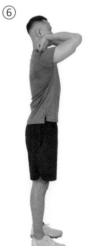

◎ 动作要领

保持自然呼吸，肩部有拉伸感
完成时间：15 秒 / 组
完成次数：1 次 / 组，每天 1 组

◎ 常见错误

转动速度过快

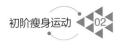

▍2.1.6　侧平举前画圈

运动步骤
Movement steps　　　　　　　　　　　▼

① 双脚自然站立，挺胸收腹沉肩。② 抬起手臂成侧平举状态，掌心向上，手指向远方尽可能地探出并始终保持这种向外探出的感觉。③ 大臂以肩关节为轴，围绕肩关节做小幅度向前的转动。侧面如④～⑥。

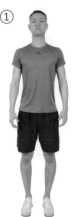

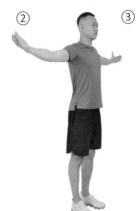

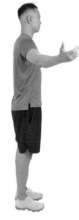

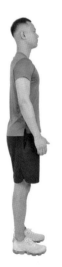

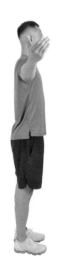

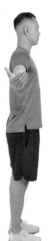

◎　**动作要领**

保持自然呼吸，肩部有酸胀感
完成时间：10 秒 / 组
完成次数：1 次 / 组，每天 1 组

◎　**常见错误**

手臂始终平行于地面

2.1.7　侧平举后画圈

运动步骤
Movement steps ▼

① 双脚自然站立，挺胸收腹沉肩。② 抬起手臂成侧平举状态，掌心向上，手指向远方尽可能地探出并始终保持这种向外探出的感觉。③ 大臂以肩关节为轴，围绕肩关节做小幅度向后的转动。

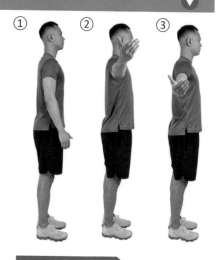

◎ **动作要领**

保持自然呼吸，肩部有酸胀感
完成时间：10 秒 / 组
完成次数：1 次 / 组，每天 1 组

◎ **常见错误**

手臂始终平行于地面

2.1.8　招财猫

运动步骤
Movement steps ▼

① 身体呈自然站立状态，挺胸收腹。② 大臂抬至与地面水平，小臂与大臂呈 90°角。③ 小臂与地面呈 45°角，掌心向下。④ 以大臂为轴，将小臂向上旋转至与地面垂直，略作停顿。⑤ 将姿势恢复到姿势②。步骤②、③的侧面如⑤、⑥。

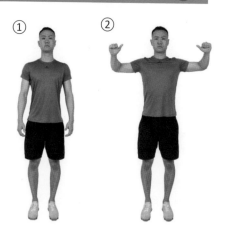

③ 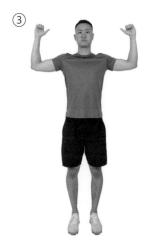 ④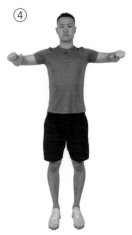

◎ 动作要领

小臂上行过程中呼气，下放过程中吸气
肩后侧及大臂与背相连的部位有明显收缩感，但不会有强发力感
完成时间：18 秒 / 组
完成次数：12 次 / 组，每天 1 组

◎ 常见错误

动作过快

⑤ 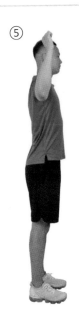 ⑥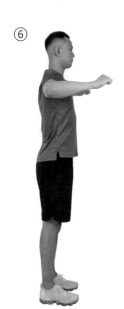

2.1.9 肩胛骨前伸后缩

① 双脚打开与肩同宽，挺胸收腹沉肩。② 手臂前平举到身前，肘关节微屈，掌心相对。③ 肩胛骨最大幅度向前伸到极限，略作停顿。④ 最大限度向后收缩肩胛骨，略作停顿。⑤ 依次重复动作③、④。

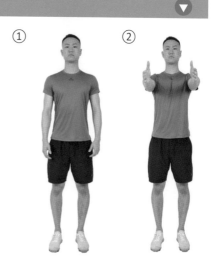

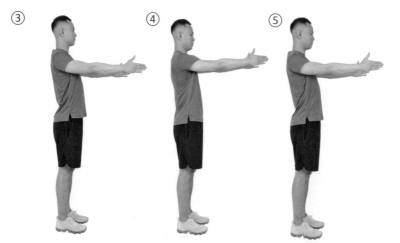

◎ 动作要领

前伸时，背部有拉伸感；后缩时，背部有挤压感
完成时间：24 秒 / 组
完成次数：8 次 / 组，每天 1 组

◎ 常见错误

腰部跟随肩部晃动

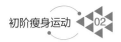

2.1.10 耸肩沉肩

① 双脚打开与肩同宽，挺胸收腹沉肩，手臂自然放在身体两侧。② 肩胛骨最大幅度向上提到极限，略作停顿。③ 最大限度下沉肩胛骨，略作停顿。④ 依次重复动作②、③。侧面动作如④～⑥。

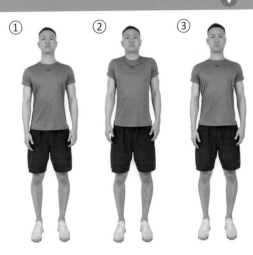

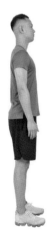
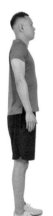
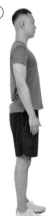

◎ **动作要领**

上提时，看不见脖子；下沉时，感觉脖子很修长
完成时间：8 秒 / 组
完成次数：8 次 / 组，每天 1 组

◎ **常见错误**

动作过快

2.1.11 俯身 Y 字伸展

运动步骤
Movement steps ▼

① 双脚打开与肩同宽，挺胸收腹沉肩，手臂自然放在身体两侧。② 屈膝俯身，身体与地面呈 30°～45°角，双臂伸直，双手握拳，大拇指朝前。③ 上提手臂至与身体呈 Y 字形，双肩放松，感受中背部肌肉发力。④ 挺直背部，头部与脊柱处在一条直线上。侧面如④～⑥。

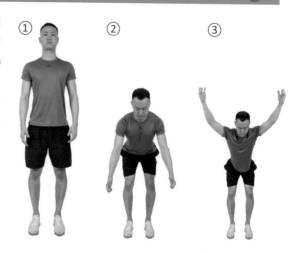

①　②　③

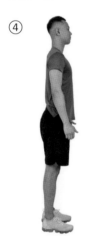
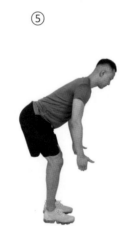
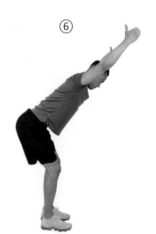

④　⑤　⑥

◎ 动作要领

抬臂时吸气，还原时呼气
发力时，中背部有明显挤压感
完成时间：18 秒 / 组
完成次数：12 次 / 组，每天 1 组

◎ 常见错误

手臂用力伸直导致肩部发力
弯腰弓背

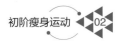

2.1.12 YW 伸展

运动步骤
Movement steps

① 双脚微微分开，自然站立，头部、双肩、臀部呈一条直线，目视前方。② 手臂水平提起至大臂小臂呈 90° 角，同时大臂平行于地面。③ 手臂垂直上举，直至大臂小臂伸直。④ 略作停顿，收回至 90° 角。侧面如④～⑥。

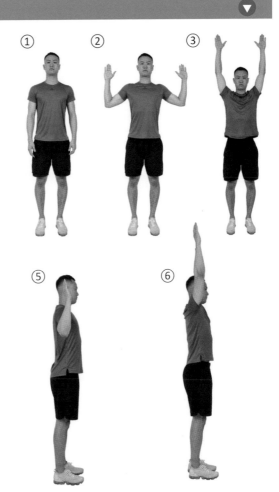

① ② ③ ④ ⑤ ⑥

◎ 动作要领

上举呼气，下落吸气
背部中轴线部位有挤压与收缩感
动作过程中手臂始终贴垂直面，手背向后，掌心朝前
完成时间：16 秒 / 组
完成次数：8 次 / 组，每天 1 组

◎ 常见错误

动作过程中手臂无法始终贴垂直面

▎2.1.13 俯身 W 字伸展

① 双脚微微分开，自然站立，头部、双肩、臀部呈一条直线，目视前方。②屈膝俯身，身体与地面呈 30°～45°角，屈肘，双手握拳，大拇指朝外。③外展手臂至与身体呈 W 形，双肩放松，夹紧双肘，感受中背部肌肉发力，背部中间被挤压。④挺直背部，头部与脊柱处在一条直线上。侧面如④～⑥。

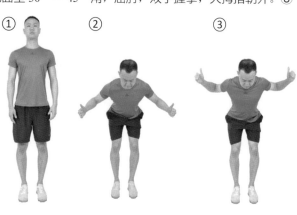

① ② ③

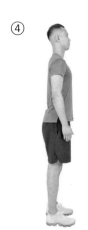 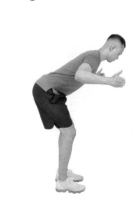 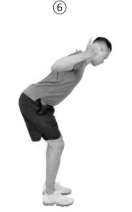

④ ⑤ ⑥

◎ 动作要领

外展时呼气，还原时吸气
发力时，中背部有明显挤压感
完成时间：24 秒 / 组
完成次数：12 次 / 组，每天 1 组

◎ 常见错误

向后收紧背部时没有以肩部为轴，出现开肘；弯腰弓背

▌2.1.14 支撑交替摸肩

① 呈俯卧撑姿势，收紧腰腹，身体不要左右晃动。② 双手交替支撑，非支撑手摸对侧肩。③ 做完一轮动作后恢复起始姿势。

①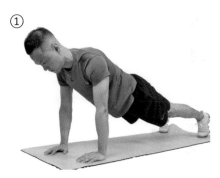

②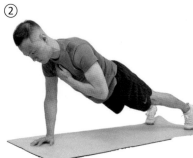

③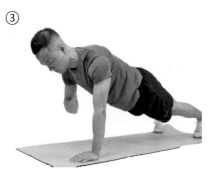

④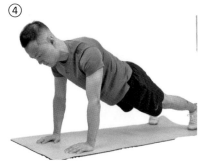

◎ 动作要领

抬手时憋气，双手撑地时呼吸
腹部始终保持紧绷，抬手时，侧
腹的紧绷感会变得更强烈
双脚分开会比较简单，但要逐渐
并拢双腿
完成时间：30 秒 / 组
完成次数：6 次 / 组，每天 1 组

◎ 常见错误

肘关节超伸锁死；身体晃动

2.1.15 左侧小臂前侧拉伸

运动步骤
Movement steps

① 身体站直，双脚与肩同宽站立。② 左手指尖向下，手臂抬起，与地面平行。③ 右手轻轻掰住左手手指，伴随呼吸放松整个左臂。侧面如③～⑦。

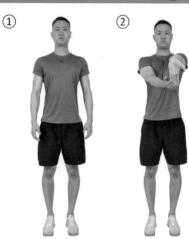

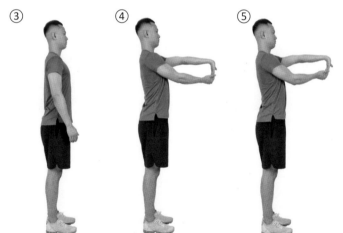

◎ 动作要领

保持自然呼吸，全身放松，左侧小臂前侧有牵拉感
完成时间：15 秒 / 组
完成次数：1 次 / 组，每天 1 组

◎ 常见错误

手臂没有抬平，导致牵拉感不够强烈

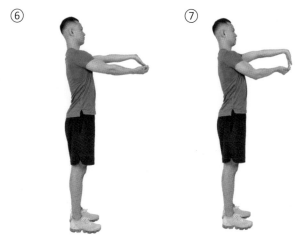

⑥　⑦

2.1.16　勾脚跖脚

　　① 双脚自然站立，身体放松。② 勾脚，注意小腿后侧肌肉发力，尽量勾到最大幅度并保持平衡。③ 恢复起始姿势。④ 跖脚，注意小腿前部肌肉发力，尽量跖脚到最高点并保持稳定。侧面如⑤～⑦，脚部特写如⑧～⑩。

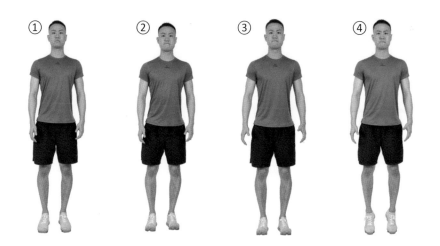

①　②　③　④

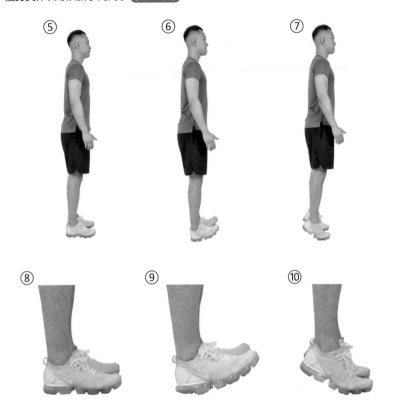

◎ 动作要领

踮脚时小腿后侧肌肉有收缩感
勾脚时小腿前侧肌肉有收缩感
上身身体要稳定，手臂可跟随脚
的动作进行摇摆保持平衡
完成时间：20 秒 / 组
完成次数：1 次 / 组，每天 1 组

◎ 常见错误

踮脚和勾脚幅度不够

▌2.1.17 站姿大腿前侧动态拉伸

运动步骤
Movement steps

① 双脚与肩同宽站立，双手自然下垂。② 双腿微屈，重心移到一条腿上，

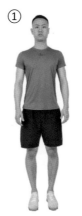

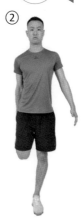

另一条腿屈膝向后，同侧手迎合屈起的腿，并拉住脚腕；人整体向上，手抱住脚腕并向臀部贴近，感受大腿前侧的牵拉感。③ 换另一侧重复。侧面如③～⑦。

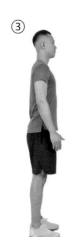

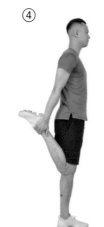

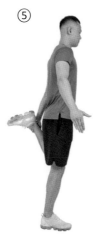

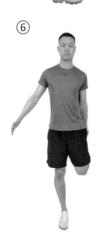

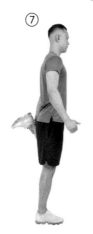

◎ 动作要领

保持自然呼吸
拉起时，大腿前侧有明显拉伸感
完成时间：30 秒 / 组
完成次数：1 次 / 组，每天 1 组

◎ 常见错误

抱脚尖

▌2.1.18　俯身大腿后侧动态拉伸

运动步骤
Movement steps ▼

①双脚比肩略宽站立，双手自然下垂。②向前迈出右脚，脚尖朝上。③向前俯身，俯身时尽可能腰背挺直，双手尽量向下触碰右腿。④换左腿进行。如④～⑥。

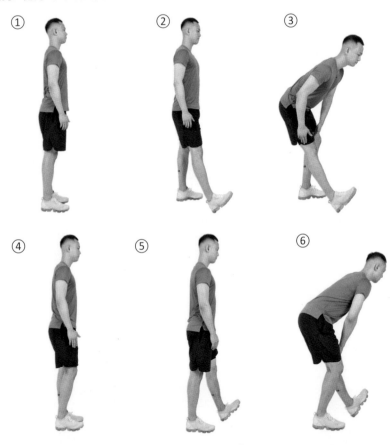

◎ **动作要领**

保持自然呼吸
大腿后侧有明显牵拉感
完成时间：30 秒 / 组
完成次数：1 次 / 组，每天 1 组

◎ **常见错误**

拉伸时弯腰弓背

▌2.1.19　左侧屈髋外摆

　　① 双脚与肩同宽，自然站立。② 重心移到右腿，抬起左腿到大腿与身体呈 90°角，小腿自然垂直于地面。③ 左侧大腿以髋关节为轴，向外展到最大限度。④ 内收并下放至起始状态。

① 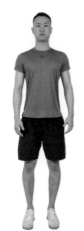　② 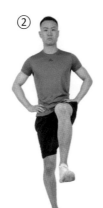　③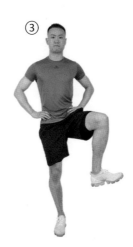

◎ 动作要领

抬腿向外打开时呼气
向内回收落腿时吸气
左腿臀部和大腿有酸胀感
完成时间：1 分 / 组
完成次数：16 次 / 组，每天 1 组

◎ 常见错误

身体随着腿部的运动而晃动

▌2.1.20　右侧屈髋外摆

　　① 双脚并拢，自然站立。② 重心移到左腿，抬起右腿到大腿与身体呈 90°角，小腿自然垂直于地面。③ 右侧大腿以髋关节为轴，向外展到最大限度。④ 内收并下放至起始状态。

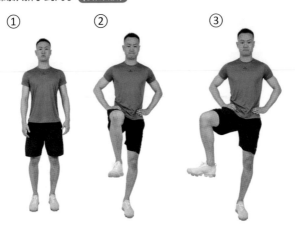

① ② ③

◎ 动作要领

抬腿向外打开时呼气，
向内回收落腿时吸气。
右腿臀部和大腿有酸胀感
完成时间：1 分 / 组
完成次数：16 次 / 组，每天 1 组

◎ 常见错误

身体随着腿部的运动而晃动

2.1.21　点地右侧单腿硬拉

运动步骤
Movement steps ▼

①身体保持直立，微微收腹。②右手叉腰，左手放松自然下垂，手指伸直。③重心移到右侧，右腿在前，左腿在后踮脚做支撑，右腿屈膝，膝盖不能超过脚尖，背部挺直。俯身向下趴，臀部向后推至躯干与地面近平行位置。④臀部发力，挺胯起身至还原位置，动作全程保持腰背挺直。侧面如④～⑧。

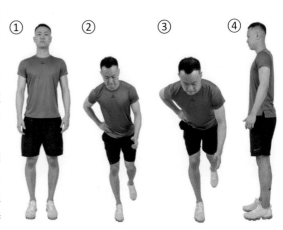

① ② ③ ④

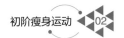

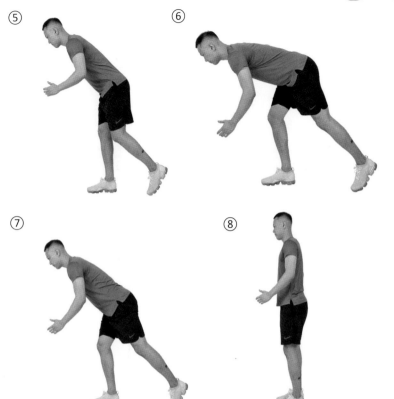

◎ 动作要领

前屈时吸气，起身时呼气。
右侧大腿后侧有酸胀感
完成时间：1 分 / 组
完成次数：16 次 / 组，每天 1 组

◎ 常见错误

身体倾斜

2.1.22　行进箭步蹲

运动步骤
Movement steps

　　① 双脚并拢，自然站立，腰背挺直。② 向前迈出呈弓步。③ 前腿踝、膝、髋三个关节都呈 90°角，后腿脚尖朝前与膝关节在同一方向。④ ～ ⑥ 换腿向前迈出，动作与之前一致。

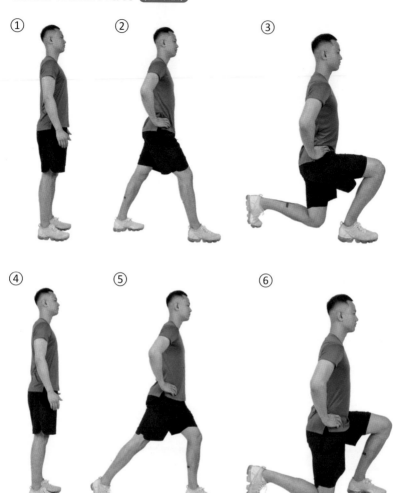

① ② ③

④ ⑤ ⑥

◎ 动作要领

屈膝时吸气，伸膝时呼气。
大腿前侧有酸胀感
完成时间：1 分 / 组
完成次数：12 次 / 组，每天 1 组

◎ 常见错误

前腿踝、膝、髋三个关节不呈 90°角

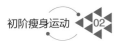

2.1.23 弓步展体

运动步骤
Movement steps ▼

① 双脚并拢，自然站立。② 向前迈一侧腿呈弓步，前腿小腿垂直于地面。
③ 大腿平行于地面，后腿脚尖朝前与膝关节在同一方向。双臂伸直并交汇于
体前，然后同时向上伸展到极限。④ 视线跟随手的方向运动，然后放下手臂
到胸前，回到起始状态。⑤、⑥ 换腿向前迈出，做下一次的展体。

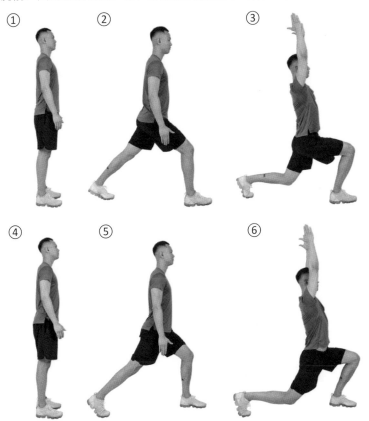

◎ 动作要领

向上伸展时吸气，还原时呼气。
腹部有牵拉感
完成时间：1 分 / 组
完成次数：10 次 / 组，每天 1 组

◎ 常见错误

腹部牵拉感不强

2.1.24　弓步后转体

① 双脚并拢，自然站立。② 向前迈一侧腿呈弓步，前腿小腿垂直于地面，大腿平行于地面，后腿脚尖朝前与膝关节在同一方向。③ 双臂伸直前平举于胸前，掌心相对，向前腿一侧转体，打开手臂。④ 略作停顿，双臂还原到胸前，回到起始状态。⑤、⑥ 换腿向前迈出，做另一侧的转体。

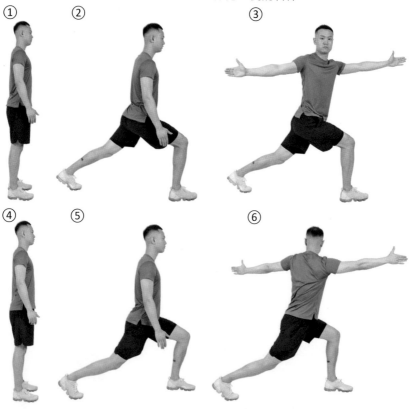

① ② ③
④ ⑤ ⑥

◎ 动作要领

转体时吸气，还原时呼气。
躯干有牵拉感
完成时间：1分/组
完成次数：10次/组，每天1组

◎ 常见错误

躯干牵拉感不强

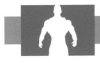

2.2　从零开始：运动小白的适应性训练

　　如果一个人常年缺少运动，控制肌肉的神经就会变得迟钝，导致在训练时无法充分调用肌肉的力量，练不到位。久坐、久站甚至久卧等生活习惯还会造成局部肌肉紧张、僵硬，导致动作的幅度和发力感觉受限。体能方面，没有运动经验的人心率储备较差，随便几个跳跃动作心率就会飙升。这几个因素会极大影响初学者的训练效果，由此引发的伤痛成为很多人坚持不了健身的原因。

　　本训练的目的就是解决上述几个问题，帮助初学者有效适应瘦身美体运动。常年缺少运动的人、伤病初愈的人以及中老年人，都可以通过本训练充分唤醒身体，为接下来的训练做好准备。本训练的学习周期为 8 天，每天训练 30 ～ 60 分钟。在训练中，需要寻找目标肌肉发力的感觉，有力量感地完成动作。如果训练时身体出现任何不适，需要重新学习动作要领。需要注意的是，本训练强度较低，不适宜作为长期训练计划。

▌2.2.1　辅助蜷腹

运动步骤
Movement steps

　　① 仰卧在瑜伽垫上，头部放松，双手抓住瑜伽垫两角。② 蜷腹时双手拉起瑜伽垫（瑜伽垫可用毛巾代替），动作全程后腰保持紧贴地面。

① 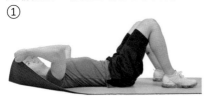　　②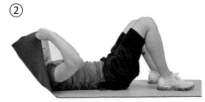

◎ 动作要领

仰卧时吸气，蜷腹时呼气。
整个动作过程，脖子完全放松。
蜷起时，腹部收缩发力，上腹部
更加明显
完成时间：30 秒 / 组
完成次数：10 次 / 组，每天 2 组

◎ 常见错误

动作速度过快

2.2.2 腹肌激活

①

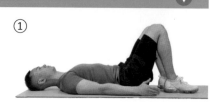

① 平躺在瑜伽垫上，双脚并拢。
② 屈膝抬腿的同时将臀部略微抬起，
下背部用力贴紧地面。③ 绷紧身体，
肩部略微离地，同时上下挥动双手刺
激腹肌收紧。侧面如③～⑤。

②

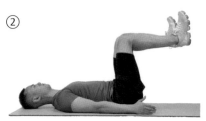

③

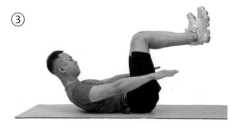

④

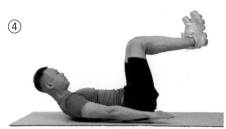

◎ 动作要领

全程保持均匀呼吸。
腹部肌肉始终紧绷，同时会逐
渐产生灼烧感
完成时间：20 秒 / 组
完成次数：1 次 / 组，每天 2
组

◎ 常见错误

用力伸头，导致颈部疼痛

⑤

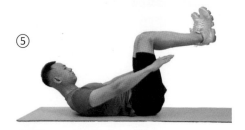

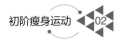

2.2.3 摸膝

运动步骤
Movement steps

① 平躺在瑜伽垫上，屈膝，双腿微微分开，双脚踩实。② 双手扶在大腿上，用腹肌的力量将肩部和上背部蜷离地面；双手触摸膝盖，摸膝时，下背部保持紧贴地面，双臂始终伸直。③ 缓慢回到起始位置。

①
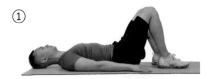

②
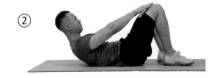

◎ 动作要领

摸膝时呼气，下落时吸气。
摸膝时，腹部有明显收缩发力感，
上腹更加强烈
完成时间：30 秒 / 组
完成次数：10 次 / 组，每天 2 组

③
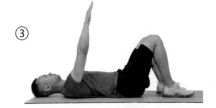

◎ 常见错误

用力伸头，导致颈部疼痛

2.2.4 站姿左侧侧抬腿

运动步骤
Movement steps

① 自然站立，双手叉腰，双脚微微分开。② 重心落于右脚，向侧面抬起左腿至最高点，然后缓慢放回。

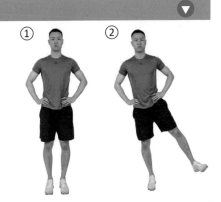

◎ 动作要领

抬腿外展时呼气，落腿时吸气。
左侧臀部外侧有收缩紧张感。
控制动作速度，左脚全程不着地，
上身保持稳定
完成时间：20 秒 / 组
完成次数：10 次 / 组，每天 3 组

◎ 常见错误

身体随着腿部的运动而晃动

▌2.2.5　站姿右侧侧抬腿

运动步骤
Movement steps

① 自然站立，双手叉腰，双脚微微分开。② 重心落于左脚，向侧面抬起右腿至最高点，然后缓慢放回。

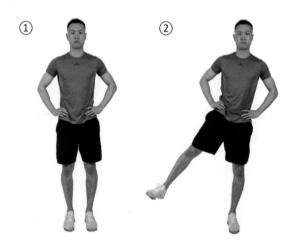

◎ 动作要领

抬腿外展时呼气，落腿时吸气。
右侧臀部外侧有收缩紧张感。
控制动作速度，右脚全程不着地，
上身保持稳定
完成时间：20 秒 / 组
完成次数：10 次 / 组，每天 3 组

◎ 常见错误

身体随着腿部的运动而晃动

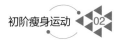
2.2.6 箱式深蹲

运动步骤
Movement steps

① 自然站立。② 双脚分开与肩同宽。③ 臀部缓慢向后推并向下蹲，蹲至臀部触碰垂直面边缘，同时手臂前平举。④ 略作停顿后，臀部发力站起恢复至起始状态。侧面如④~⑥。

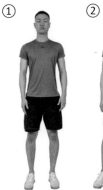
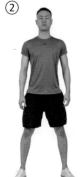
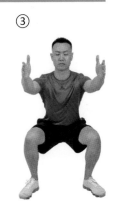

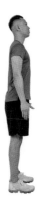

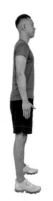

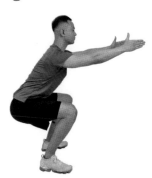

◎ 动作要领

下蹲时吸气，站起时呼气。
蹲下时，动作要轻缓，感受大腿前侧的牵拉感。
站起时，感受臀部的收缩感。
蹲下时，膝盖不要超过脚尖。
腰腹始终收紧，蹲下时只有下肢稍放松
完成时间：1 分 / 组
完成次数：12 次 / 组，每天 3 组

◎ 常见错误

站起时大腿前侧发力明显

▍2.2.7　俯身 T 字伸展

　　① 自然站立，双手自然下垂，双脚打开与肩同宽。② 屈膝俯身，身体与地面呈30°～45°角，屈肘，双手握拳，大拇指朝外。③ 发力将手臂展至水平，大拇指朝上。④ 略作停顿后回到起始位置。动作全程手肘不弯曲，手臂不发生旋转。侧面如④～⑦。

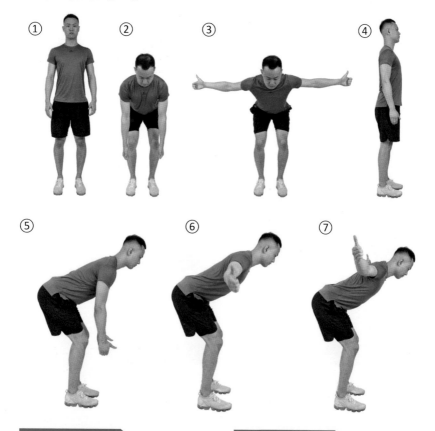

◎ 动作要领

外展时吸气，还原时呼气。
发力时，中背部有明显挤压感
完成时间：30 秒 / 组
完成次数：10 次 / 组，每天 2 组

◎ 常见错误

弯腰弓背

2.2.8 俯卧 YT 伸展

① 俯卧在瑜伽垫上，双臂与身体呈 Y 形，双手握拳，大拇指朝上。
② 胸部不要离开地面，大拇指用力上举，同时向后打开手臂至与身体呈 T 形，感受中背部肌肉发力。侧面如③～⑤。

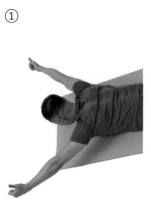

①

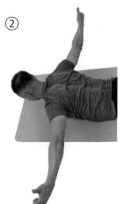

②

③

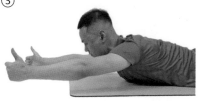

④

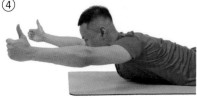

◎ 动作要领

手臂打开时吸气，还原时呼气。
打开上举时，下背部有明显紧绷感，中背部有向中间挤压的感觉
完成时间：30 秒 / 组
完成次数：10 次 / 组，每天 2 组

⑤

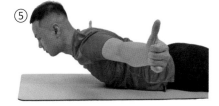

◎ 常见错误

腰部感觉更强烈

2.2.9 俯卧对角伸展

运动步骤
Movement steps ▼

① 趴在瑜伽垫上。② 抬起一侧手臂和对侧腿部至最高点，略作停顿，回到起始状态；然后再做另一侧。

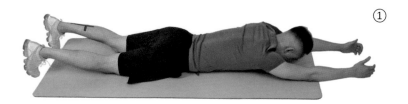
①

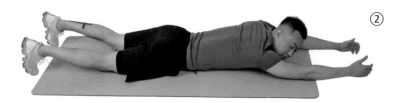
②

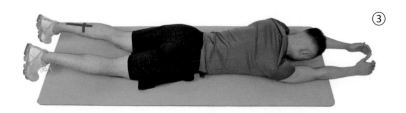
③

◎ 动作要领

手脚上举时吸气，还原时呼气。
抬手时，感受脊椎两侧肌肉收紧。
抬腿时，感受臀部的挤压感
完成时间：30 秒 / 组
完成次数：12 次 / 组，每天 2 组

◎ 常见错误

肩部、大腿肌肉过于紧绷

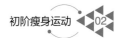

▌ 2.2.10　手心相对胸部挤压

　　① 自然站立，双臂自然下垂。② 向前抬起双臂，掌心相对，挺胸抬头。
③ 双掌相对挤压。侧面如④～⑥。

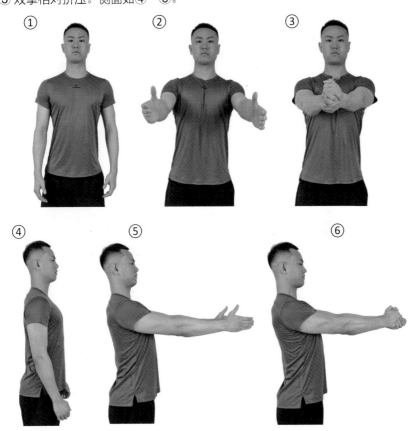

◎ **动作要领**

将发力点控制在掌根部，感觉要
用双手夹爆一个球
完成时间：1 分 / 组
完成次数：10 次 / 组，每天 1 组

◎ **常见错误**

胸部发力不足

▋ 2.2.11　跪姿释手俯卧撑

运动步骤
Movement steps ▼

① 膝盖上方和双手支撑在垫子上，腰背挺直，从侧面看躯干与大腿呈一条直线。② 双手撑于胸部两侧，与肩同宽。③ 屈臂俯身至胸部接触地面，手掌离开地面。④ 双手撑地，伸臂起身还原。

①
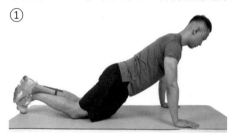

②
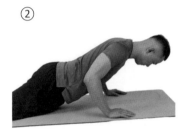

③
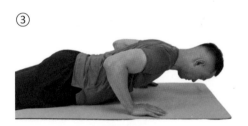

④
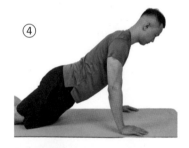

◎ **动作要领**

屈臂吸气，伸臂呼气。
胸部、肩前部和大臂后侧有酸胀感
完成时间：30 秒 / 组
完成次数：8 次 / 组，每天 2 组

◎ **常见错误**

伸臂时肘关节超伸锁死，训练过程中塌腰或撅臀，下落时速度过快

▋ 2.2.12　侧卧左侧抬腿

运动步骤
Movement steps ▼

① 侧卧在瑜伽垫上。② 左腿伸直，微微抬起。③ 臀部外侧发力将左腿抬至最高点，抬腿时大腿向胯的方向缩，而不是向远处伸。④、⑤ 左腿缓慢放回原位。

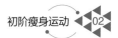

① 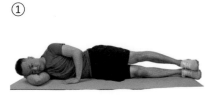   ②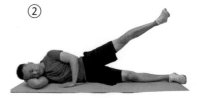

③ 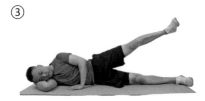   ④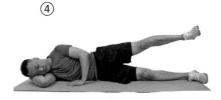

⑤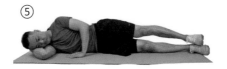

◎ **动作要领**

抬腿时呼气，放下时吸气。
臀部外侧有明显挤压感
完成时间：30 秒 / 组
完成次数：12 次 / 组，每天 2 组

◎ **常见错误**

动作过快

2.2.13　侧卧右侧抬腿

运动步骤
Movement steps

　　① 侧卧在瑜伽垫上；② 右腿伸直，微微抬起；③ 臀部外侧发力将右腿抬
至最高点，抬腿时大腿向胯的方向缩，而不是向远处伸；④ 右腿缓慢放回原位。

① 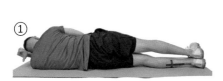   ②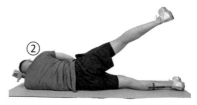

③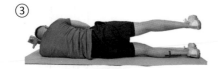

④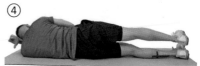

◎ 动作要领

抬腿时呼气，下放时吸气。
臀部外侧有明显挤压感
完成时间：30 秒 / 组
完成次数：12 次 / 组，每天 2 组

◎ 常见错误

动作过快

2.2.14 臀桥

运动步骤
Movement steps

① 仰卧在瑜伽垫上。② 双腿分开略宽于肩，脚跟蹬地。③ 发力将臀部抬起至最高点，臀部抬起时上背部支撑地面。④ 下落时下背部贴地，但臀部悬空。

①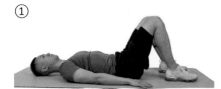

②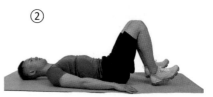

③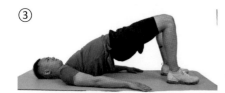

④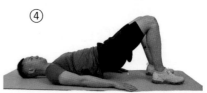

◎ 动作要领

臀部抬起时呼气，下落时吸气。
感受臀部慢慢离开瑜伽垫，
臀部到顶部后有强烈的收缩挤压感
完成时间：1 分 / 组
完成次数：15 次 / 组，每天 2 组

◎ 常见错误

过度挺腰，导致腰部发力感觉明显

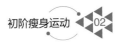

2.2.15 半蹲

① 自然站立，挺直腰背，脚跟与肩同宽。② 双手掌心相对，手臂向前平举，臀部向后坐，膝盖与脚尖方向一致，下蹲至大腿与地面呈45°角，臀部位置高于大腿。③ 还原起身，动作尽可能连贯、流畅。侧面如③、④。

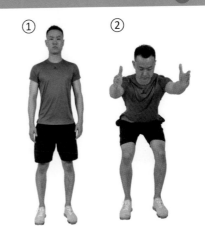

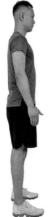
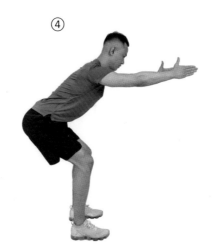

◎ 动作要领

屈膝时吸气，伸膝时呼气。
大腿前侧、臀部有酸胀感
完成时间：30 秒 / 组
完成次数：15 次 / 组，每天 2 组

◎ 常见错误

下蹲过低，膝盖与脚尖不同方向

2.2.16 半蹲左右移动

① 自然站立，腰背挺直。② 双腿微屈，膝盖与脚尖方向一致，不要内扣，重心压低，双手叉腰。③、④ 保持半蹲姿势向右侧横向行走一步，再向左走一步，交替往复。侧面如⑤～⑧。

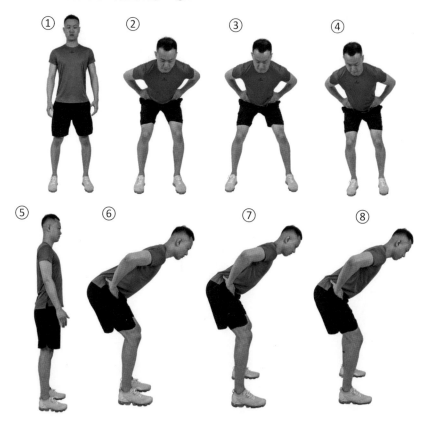

◎ 动作要领

保持自然呼吸，
大腿前侧有酸胀感
完成时间：40 秒 / 组
完成次数：16 次 / 组，每天 2 组

◎ 常见错误

膝盖与脚尖方向不一致，弯腰弓背

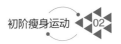

▎2.2.17　蜷腹

运动步骤
Movement steps

　　① 平躺在瑜伽垫上，屈膝，双腿分开与肩同宽，双脚踩实。② 双手扶于两耳旁。③ 用腹肌的力量使肩部和上背部蜷离地面，蜷腹时，下背部保持紧贴地面，手肘保持向外打开。④、⑤ 在最高点略作停顿后，缓慢回到起始位置。

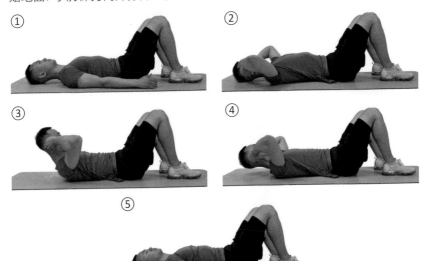

◎ 动作要领

蜷腹时呼气，下落时吸气。
双腿放松，蜷腹起身时上腹部明
显收缩发力
完成时间：30 秒 / 组
完成次数：15 次 / 组，每天 2 组

◎ 常见错误

用力伸头，导致颈部疼痛

▎2.2.18　交替摸脚

运动步骤
Movement steps

　　① 仰卧在瑜伽垫上。② 肩部稍微抬离地面，双腿打开与肩同宽，双臂伸直离开地面。③～⑤ 分别向身体两侧侧屈，双手交替摸脚，始终保持腹肌紧张。

①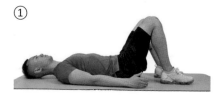
②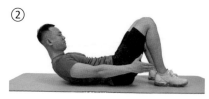

③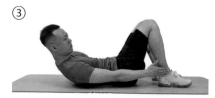
④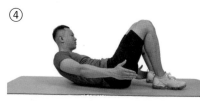

⑤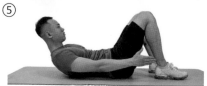

◎ **动作要领**

摸脚时呼气，还原时吸气。
整个腹肌始终保持紧绷感，动作
持续越久，腹肌灼烧感越强烈
完成时间：40 秒 / 组
完成次数：16 次 / 组，每天 2 组

◎ **常见错误**

颈部前探

▌2.2.19　四点支撑

运动步骤
Movement steps　▼

　① 双手撑地，脚尖着地，身体
与大腿呈 90°角，膝关节呈 90°角。
② 膝盖悬空，收紧腹部，保持背部
平直。

①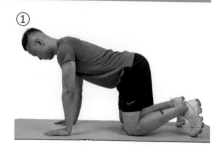

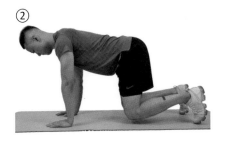

②

◎ 动作要领

自然呼吸，
整个腹部有强烈的收缩紧绷感
完成时间：20 秒 / 组
完成次数：1 次 / 组，每天 2 组

◎ 常见错误

弯腰弓背，膝盖着地

2.2.20　跪姿半程俯卧撑

运动步骤
Movement steps ▼

　　① 双脚并拢，跪趴瑜伽垫上。② 腰背挺直，从侧面看身体呈一条直线。
③ 双手撑于胸部两侧，间距比肩略宽。④ 屈臂俯身至肘关节呈 90°角。⑤
伸臂起身还原。

① 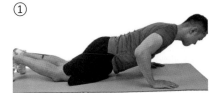　②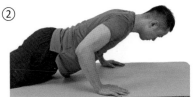

③ 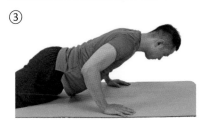　④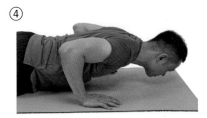

⑤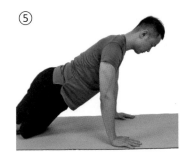

◎ **动作要领**

屈臂吸气，伸臂呼气。
胸部、肩前部和大臂后侧有酸胀感
完成时间：30 秒 / 组
完成次数：15 次 / 组，每天 2 组

◎ **常见错误**

伸臂时肘关节超伸锁死，训练过程中塌腰或撅臀

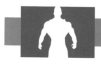

2.3　徒手减脂：随时随地瘦身美体

完成适应性训练以后，我们就可以正式进行减脂训练了。本训练以最简单的徒手训练为基础编排，难度和时长适中，同时兼顾全身循环、心肺刺激以及肌肉提升，非常适合基础较差的健身者利用碎片化时间练习，提高减脂效率。

本训练每周练习 4 ～ 5 天，两轮训练之间应休息 1 ～ 2 天。本训练的前 4 个动作为热身动作，每个动作完成 1 组即可；第 5 ～ 8 个动作为徒手减脂动作，每次训练需要循环完成 3 轮；第 9 ～ 11 个动作为拉伸动作，每个动作完成 1 组即可，用于帮助肌肉恢复。

我们可以在训练前 1 小时适量进餐，以防训练过程中出现低血糖的情况，同时也要注意不要吃过多食物，否则可能因动作剧烈而引起胃部或肠道不适。如有条件，可穿着减震的软底运动鞋或铺设瑜伽垫，降低训练过程中对下肢关节造成的冲击。

在训练中，我们有可能出现气喘、肌肉酸痛的情况，这均属正常现象。肌肉酸痛感可能在训练完成后的 2 ～ 3 天甚至 1 周内仍然存在，但不必慌张，这是正常的"延迟性肌肉酸痛"（Delayed Onset Muscle Soreness，DOMS）。出现 DOMS 大部分时间并不是一件坏事，反而是一种正面的积极反馈。需要注意的是，如果训练中出现关节不适或者疼痛，应立即停止训练，并马上冰敷，如情况严重，应冰敷着立即就医。

2.3.1　平板支撑

运动步骤
Movement steps

① 屈肘，小臂与脚趾撑地，耳、肩、髋、膝、踝呈一条直线。② 手肘朝脚的方向用力，脚趾用力向前勾起，与地面的摩擦力对抗，小臂紧贴地面。

①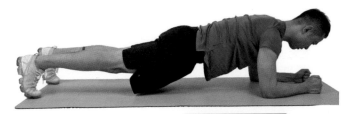

②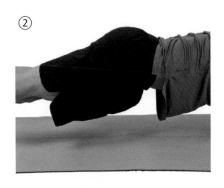

◎ 动作要领

自然呼吸。
肩部、背部、臀部及整个腹部都
应该有紧绷感，其中腹部最强烈。
腹肌力竭后即可休息，不必硬撑
完成时间：20 秒 / 组
完成次数：1 次 / 组，每天 1 组

◎ 常见错误

腹肌力竭后仍继续坚持，导致腰
部酸疼

2.3.2 深蹲提膝

运动步骤
Movement steps

① 自然站立，双脚比肩稍宽。② 双臂向前平举，屈髋下蹲至大腿与地面
平行，下蹲时膝盖与脚尖方向一致。③ 将一侧腿提膝至最高点，身体同时向
提膝一侧扭转。④ 双腿交替提膝。

① 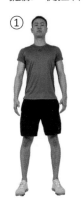　② 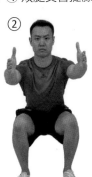　③ 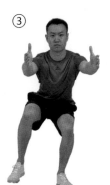　④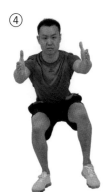

◎ 动作要领

下蹲时吸气，站起时呼气。
动作连贯、流畅。
站起时，臀部和大腿前侧明显收
缩发力。
站起时，将身体挺到最高
完成时间：40 秒 / 组
完成次数：12 次 / 组，每天 3 组

◎ 常见错误

站起后未完全站直

2.3.3 俯身慢速跨步登山

运动步骤
Movement steps ▼

① 俯撑在瑜伽垫上，双手与肩同宽。② 挺直背部，收紧核心，一侧脚迈到同侧手的旁边。③ 回到俯撑状态。④ 迈另一侧脚。前面特写如⑤～⑦。

①
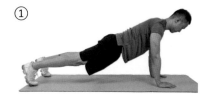

②
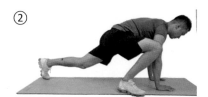

③
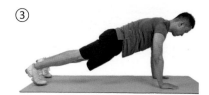

④
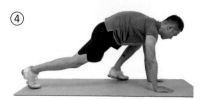

⑤
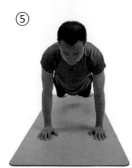

⑥
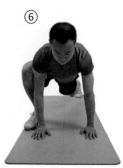

⑦
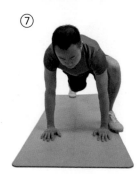

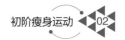

◎ **动作要领**

迈步时呼气，还原时吸气。
换腿时，腹部明显收缩发力带动腿部。
肩部始终处于紧绷状态。
挺直背部，保持上身不动
完成时间：1 分 / 组
完成次数：10 次 / 组，每天 3 组

◎ **常见错误**

背部拱起、脚向前迈的幅度太小

▌ 2.3.4　跨步波比跳

运动步骤
Movement steps ▼

　　① 自然站立，双脚分开与肩同宽。② 向下俯身，双手与肩同宽撑地。③ 保持双肩稳定。④～⑥ 双腿向后交替迈步再还原，身体不能晃动。站立，进行第二次动作，动作越连贯越好。

①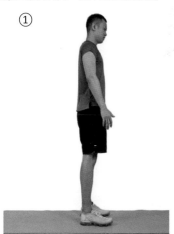

②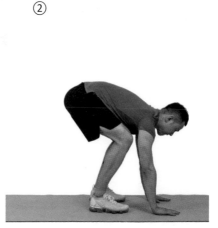

③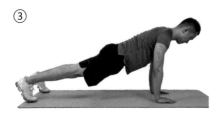

④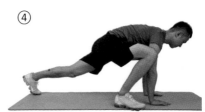

⑤ 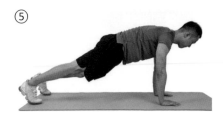 ⑥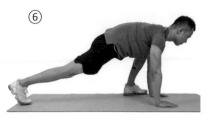

◎ 动作要领

按自己的节奏呼吸。

这是一个全身动作，身体要尽可能协调、稳定。

双腿向后迈步时收紧腰腹，保持身体呈一条直线

完成时间：1分/组

完成次数：8次/组，每天3组

◎ 常见错误

双腿向后迈步时塌腰或撅臀

2.3.5 全身舒展

运动步骤
Movement steps ▼

① 双脚与肩同宽站立，双臂自然下垂。② 俯低身体，双手交叉。③～⑤ 起身的同时双手举至头顶画一个最大的圆。

① ② ③

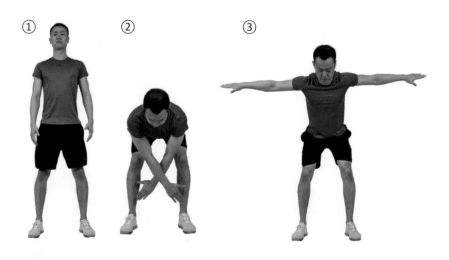

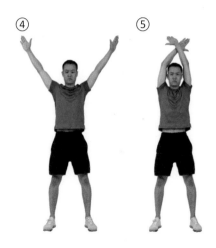

④ ⑤

◎ **动作要领**

俯身时呼气，起身时吸气。
手臂上举时整个腹部、胸部会有牵拉感。
向下俯身时，背部、大腿后侧会有牵拉感。
随着深呼吸缓慢完成动作
完成时间：30秒/组
完成次数：5次/组，每天1组

◎ **常见错误**

动作太快

▎2.3.6　右腿前侧拉伸

运动步骤
Movement steps ▼

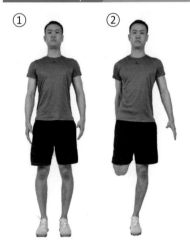

① ②

　　① 自然站立。② 勾起右脚，右手握住右脚脚踝，收紧腹部，右手发力向上拉，髋部前顶，直至右侧大腿前侧有明显牵拉感，保持住。侧面如③、④。

◎ **动作要领**

在保持阶段，均匀呼吸，不要憋气。
右侧大腿前侧有明显牵拉感
完成时间：20秒/组
完成次数：1次/组

◎ **常见错误**

腹部放松，导致腰部出现不适

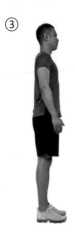

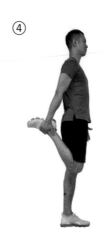

2.3.7 左腿前侧拉伸

① 自然站立。② 勾起左脚，左手握住左脚脚踝，收紧腹部，左手发力向上拉，髋部前顶，直至左侧大腿前侧有明显牵拉感，保持住。侧面如③、④。

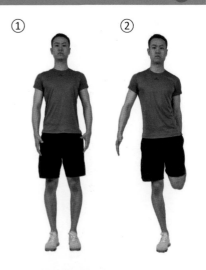

◎ 动作要领

在保持阶段，均匀呼吸，不要憋气。
左侧大腿前侧有明显牵拉感
完成时间：20 秒 / 组
完成次数：1 次 / 组，每天 1 组

◎ 常见错误

腹部放松，导致腰部出现不适

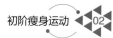

③
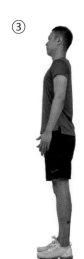

④
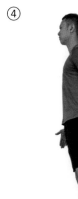

2.4 "重"鸟先飞：大体重减脂辅助训练

每个人瘦身的方法各不相同。对于大体重人士来说，那些通用的瘦身方法并不一定适合他们，甚至还有很多瘦身方法会让他们的身体受到伤害。

对于大体重人士的评判，并没有公认的标准，其中一个判定方法就是看BMI 指数。如果一个人的 BMI 指数大于 28，那就基本可以判定为属于大体重人士。此外，也可根据腰围大小来判定，女性腰围大于 90 厘米、男性腰围大于 95 厘米均可视为大体重人士。需要注意的是，该评判标准不适用于孕妇、残疾人、未成年人、老年人、运动员及肌肉量较大的高水平健身爱好者。

大体重人士因为过大的体重，关节承受的压力较大。在大部分瘦身或相关课程中，经常会出现对关节冲击性较大的动作，大体重人士在做这类动作时很容易出现关节不适或疼痛。

本训练专门为大体重人士设计了科学的瘦身动作，通过简单的动作编排，对肩、膝、踝和腰椎等关节附近的深层及表层肌肉进行训练加固，让其更加稳定，缓解已有的关节疼痛，降低关节损伤发生的概率。本训练可以每天练习，练习时长约 1 小时。在训练前，不要吃太多东西，以避免运动中出现不适。

2.4.1　静态臀桥

① 仰卧在瑜伽垫上。② 双腿收起，脚跟踩地。③、④ 发力将臀部抬起至大腿与身体呈一条直线，臀部抬起时上背部支撑地面。

① 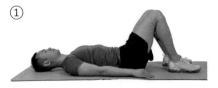 ②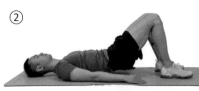

③ 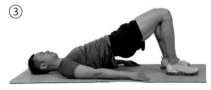 ④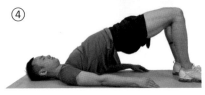

◎ 动作要领

全程保持呼吸均匀。
臀部有强烈的收缩挤压感。
练习腹部下沉臀部上挺的发力模式
完成时间：30 秒 / 组
完成次数：1 次 / 组，每天 2 组

◎ 常见错误

过度挺腰，导致腰部发力感觉明显

2.4.2　左侧单脚站立

① 双脚与肩同宽站立，双臂自然下垂。② 用左侧腿支撑，膝盖微屈用大腿发力稳定身体，双手叉腰。

◎ 动作要领

自然呼吸。
左侧大腿前侧有酸胀感。
膝盖微屈，通过大腿发力稳定住自己
完成时间：30 秒 / 组
完成次数：1 次 / 组，每天 1 组

◎ 常见错误

身体过度摇晃

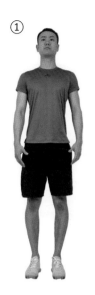
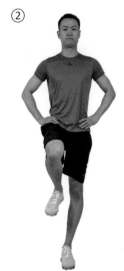

2.4.3 右侧单脚站立

运动步骤
Movement steps ▼

① 双脚与肩同宽站立，双臂自然下垂。② 用右侧腿支撑，膝盖微屈用大腿发力稳定身体，双手叉腰。

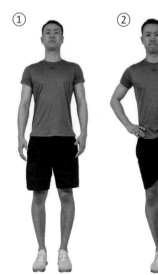

◎ **动作要领**

自然呼吸。
右侧大腿前侧有酸胀感。
膝盖微屈，通过大腿发力稳定住自己
完成时间：30 秒 / 组
完成次数：1 次 / 组，每天 1 组

◎ **常见错误**

身体过度摇晃

2.4.4 右脚绕8字

① 双脚与肩同宽站立，双臂自然下垂。② 左侧单腿站立，膝盖微屈，右脚抬起，双手叉腰。③ 右侧大腿缓慢绕8字。重点动作如③～⑧。

① ②

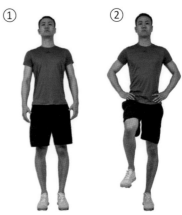

③ ④ ⑤

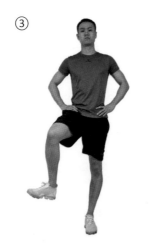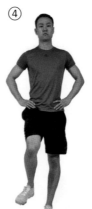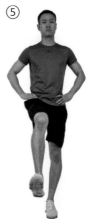

◎ 动作要领

全程保持均匀呼吸。
摆动时，右腿和臀部外侧有收缩感。
尽量稳定上半身，可以扶住身边的桌椅或者墙壁保持稳定
完成时间：30秒/组
完成次数：1次/组，每天1组

◎ 常见错误

身体随着腿部的摆动而晃动

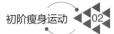

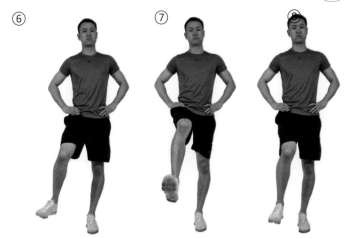

2.4.5 左脚绕8字

运动步骤
Movement steps ▼

① 双脚与肩同宽站立,双臂自然下垂。② 右侧单腿站立,膝盖微屈,左脚抬起,双手叉腰。③ 左侧大腿缓慢绕8字。动作重点如③～⑧。

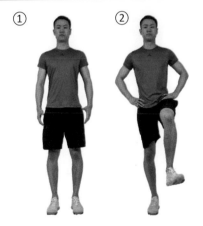

◎ **动作要领**

全程保持均匀呼吸。
摆动时,左腿和臀部外侧有收缩感。
尽量稳定上半身,可以扶住身边的桌椅或者墙壁保持稳定
完成时间:30秒/组
完成次数:1次/组,每天1组

◎ **常见错误**

身体随着腿部的摆动而晃动

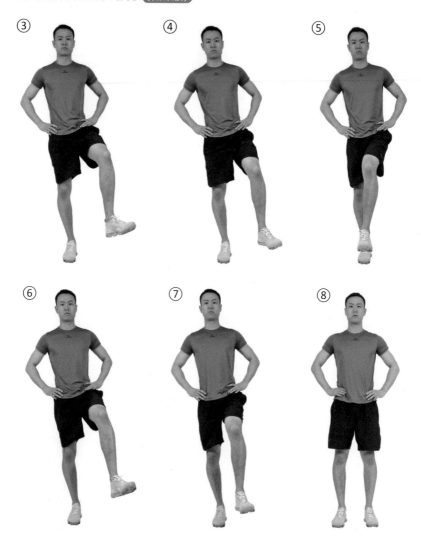

▌ 2.4.6　猫式伸展

运动步骤
Movement steps　　　　　　　　　　　　　　▼

　　① 四点支撑，双手分开与肩同宽，双膝分开与髋同宽，双臂双腿垂直于地面。②～④ 弓背向上，肩胛骨打开，眼睛看肚脐。⑤ 凹背向下，双手推地使胸部远离地面，肚脐收向后背。⑥ 抬头，双肩下拉远离耳朵，后脑勺向后推，颈部前侧拉伸，眼睛向上看。重点动作如⑤、⑥。

①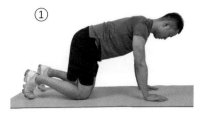

②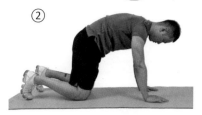

③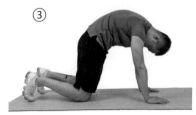

④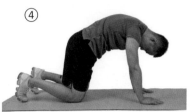

⑤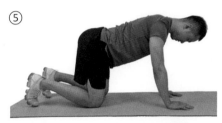

⑥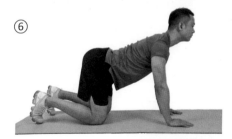

◎ 动作要领

拱起背部时呼气，塌腰时吸气。
拱起背部时整条脊柱向前弯曲，
产生一定挤压感，同时背部有较
强牵拉感。
塌落时整个脊柱向后伸展，腹部
有较强牵拉感。
每个阶段动作都略作停顿
完成时间：1分/组
完成次数：10次/组，每天2组

◎ 常见错误

动作过快

▌2.4.7 小燕飞

　　① 俯卧在瑜伽垫上，双臂用力向脚的方向伸。② 双肩向后夹紧、膝盖离地，头颈保持自然姿态，不要仰头。

①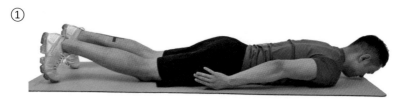

②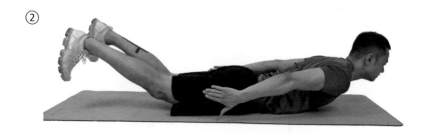

◎ 动作要领

抬起时吸气，下落时呼气。
抬起时下背部和臀部有一定挤压感。
腹部完全贴地，用胸部下沿的肋骨支撑身体，收紧臀部
完成时间：20 秒 / 组
完成次数：1 次 / 组，每天 2 组

◎ 常见错误

用力过大导致腰椎疼痛

▌2.4.8 V 字对抗支撑

　　① 绷紧腹部，背部挺直，屈膝抬腿，勾脚尖。② 双手与膝盖用力对抗，保持静止。

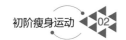

①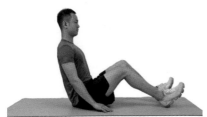

②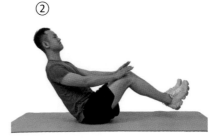

◎ 动作要领

自然呼吸。
整个腹部始终有紧绷感，手与膝盖的对抗力越强则紧绷感越强烈。
该动作也可以坐在椅子上进行，只要脚离地，双手与膝盖互相对抗即可
完成时间：15 秒 / 组
完成次数：1 次 / 组，每天 2 组

◎ 常见错误

坐得太直，腹肌感觉较弱

 ## 2.5 女性福音：生理期有氧运动

　　本训练是专为女性在生理期设计的低强度有氧训练。大量的科学研究表明，女性的运动能力与生理周期并无关联，但是在生理期女性会对运动的强度更加敏感，训练量过大、训练强度过高的负面影响会因生理期而被放大。本训练针对运动经验较少的女性设计，不仅能减脂塑形，还有助于缓解痛经。

　　本训练在生理期第 2 ～ 5 天进行练习，要在身体舒适的前提下，不要在痛经时进行。训练前 1 小时应当适当进食，以防训练中出现低血糖，同时也要注意，不要吃过多食物，否则可能会因动作剧烈引起胃部或肠道不适。如有条件，可穿着减震的软底运动鞋或铺上瑜伽垫，减轻训练过程中对下肢关节造成的冲击。训练时，所有动作都要保持身体稳定，跳跃动作尽可能轻盈落地。

　　本训练前 3 个动作为热身动作，只需完成 1 轮；第 4 ～ 9 个动作为正式训练动作，需要循环进行 2 轮。训练完成后，可适当进行拉伸运动，如全身舒展运动。

▌2.5.1 早安式体前屈

运动步骤
Movement steps

① 双脚与肩同宽站立，双臂自然下垂。② 双手放于头两侧，手肘朝两侧打开，腰背挺直，双腿微屈，保持稳定。③ 身体前屈，臀部向后移动，向前俯身至最大幅度，大致与地面相平。④ 缓慢还原。侧面动作如⑤～⑨。

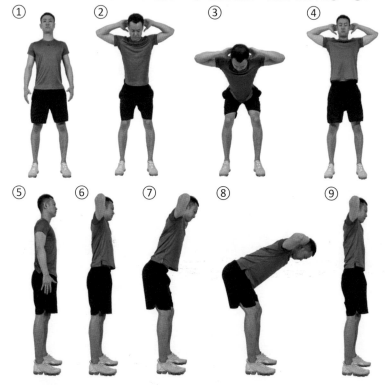

◎ **动作要领**

身体前屈时吸气，起身时呼气。
俯身时感受臀部的牵拉感与腰部的紧绷感，起身时感受臀部的收缩感。
挺直腰背
完成时间：1分/组
完成次数：15次/组，每天1组

◎ **常见错误**

弯腰驼背

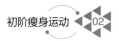

▌2.5.2 俯身转体

① 双脚与肩同宽站立，双臂自然下垂。② 双膝微屈，躯干前倾，腰背挺直，双手背后放于腰部。③ 转动双肩来带动上半身的转动。④～⑤ 背部挺直，头部跟随上半身一起转动。侧面如⑥～⑨。

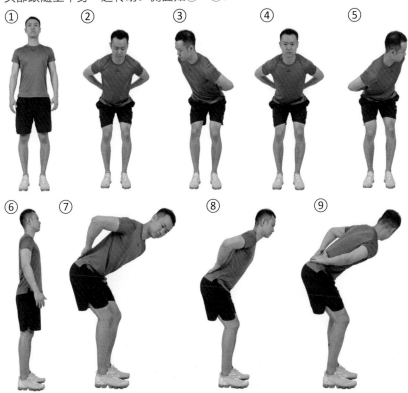

◎ 动作要领

身体还原时吸气，上半身转动时呼气。
腹部和下背部始终有紧绷的感觉。
转体时，对侧腹部有明显收缩发力感。
保持髋部稳定不动
完成时间：1 分 / 组
完成次数：15 次 / 组，每天 2 组

◎ 常见错误

转动时髋部跟随转动

▌ 2.5.3　左侧弓步提膝

① 双脚与肩同宽站立，双臂自然下垂。② 右腿弓步向前，上身与左腿呈一条直线，双手叉腰。③、④ 起身同时左腿提膝，动作尽可能稳定、流畅。

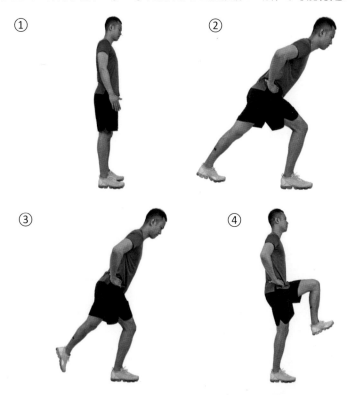

① ② ③ ④

◎　动作要领

提膝时呼气，下落时吸气。
动作连贯、流畅，蹬地与提膝一气呵成。
弓步时骨盆不可歪向一侧，骨盆、
上身始终正对前方。
收紧腰腹，保持稳定
完成时间：40 秒 / 组
完成次数：10 次 / 组，每天 2 组

◎　常见错误

身体摇晃

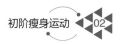

▌2.5.4　右侧弓步提膝

运动步骤
Movement steps

① 双脚与肩同宽站立，双臂自然下垂。② 左腿弓步向前，上身与右腿呈一条直线，双手叉腰。③ 起身同时右腿提膝，动作尽可能稳定、流畅。

①   ②   ③

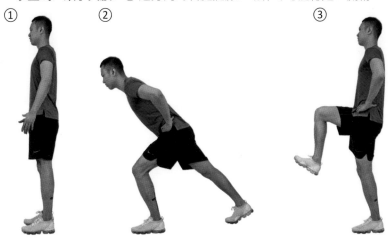

◎ 动作要领

提膝时呼气，下落时吸气。
动作连贯、流畅，蹬地与提膝一气呵成。
弓步时骨盆不可歪向一侧，骨盆、
上身始终正对前方。
收紧腰腹，保持稳定
完成时间：40 秒 / 组
完成次数：10 次 / 组，每天 2 组

◎ 常见错误

身体摇晃

▌2.5.5　交替侧弓步

运动步骤
Movement steps

① 自然站立。② 双脚约两倍肩宽，脚尖朝向斜前方。③ 重心放在一侧腿上，下蹲，腰背挺直，膝盖与脚尖方向一致。④ 臀部发力蹲起，转移重心做另一侧。侧面如⑤～⑦。

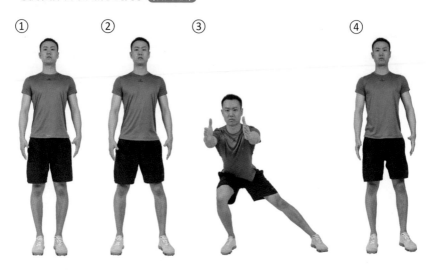

① ② ③ ④

◎ 动作要领

下蹲时吸气，蹲起时呼气。
蹲下时，大腿内侧有轻微牵拉感。
蹲起时，大腿内侧有明显收缩感
完成时间：1 分 / 组
完成次数：20 次 / 组，每天 2 组

◎ 常见错误

膝盖未与脚尖方向一致

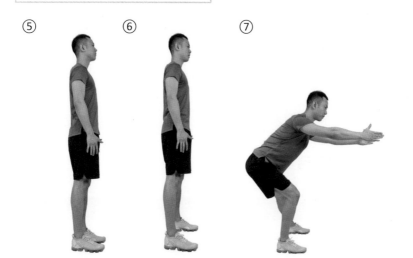

⑤ ⑥ ⑦

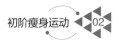

2.5.6 左右交叉小跳

① 双脚与肩同宽站立,双臂自然下垂。② 双手在胸前抱拳,屈膝准备起跳。③ 跳起后两腿交叉点地。④～⑤ 双腿迅速打开下蹲。下蹲时双脚约 1.5 倍肩宽,下蹲至大腿与地面呈 45°角即可。侧面如⑥～⑩。

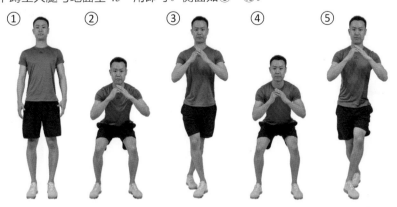

◎ 动作要领

下蹲时吸气,跳起时呼气。
整体发力向上跳。
下落阶段顺势缓冲下蹲
完成时间:90 秒 / 组
完成次数:30 次 / 组,每天 2 组

◎ 常见错误

动作过于激烈,导致膝盖外侧疼痛

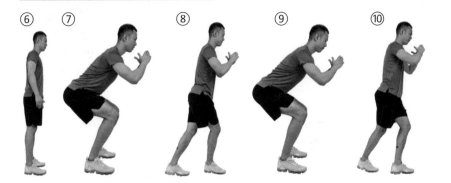

▌2.5.7　斜向后交替箭步蹲

运动步骤
Movement steps ▼

　　① 双脚与肩同宽站立，双臂自然下垂。② 双脚微微分开，收紧腹部。③ 双手交叉放于胸前，肩膀后缩下沉，上半身挺直，斜向后撤一侧腿并下蹲，重心位于两脚中间。下蹲至前侧大腿与身体呈 90°角，前侧大腿与小腿呈 90°角，后侧大腿与小腿呈 90°角。④ 略作停顿，前侧腿发力站起回到起始位置。⑤～⑥双腿交替后撤，保持每次步幅大小相同，后侧腿膝盖不要着地。侧面如⑦～⑩。

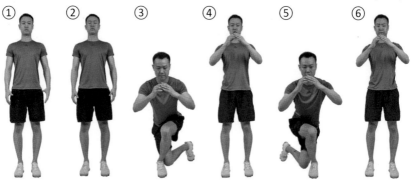

◎　动作要领	◎　常见错误
站起时呼气，下蹲时吸气。 站起时，前侧腿的臀部及大腿前侧有收缩发力感，臀部更加明显 完成时间：1 分 / 组 完成次数：16 次 / 组，每天 2 组	后撤步幅不够大，下蹲幅度不足

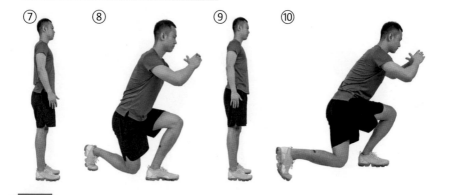

2.5.8 半蹲平移跳

① 双脚与肩同宽站立，双臂自然下垂。② 双手交叉放于胸前，屈膝半蹲。③ 起跳时大腿用力向侧面蹬出，用大腿摆动的惯性带动身体跳跃。④～⑥ 脚尖点地，动作轻盈流畅，左右交替跳跃。侧面如⑦～⑫。

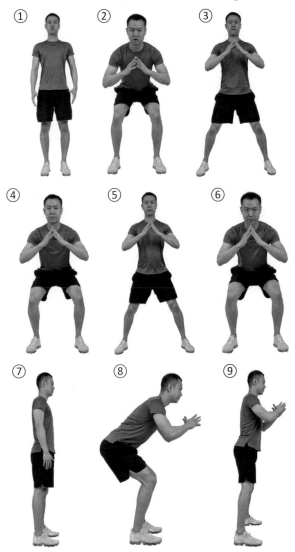

⑩　　　　　　　　⑪　　　　　　　　⑫

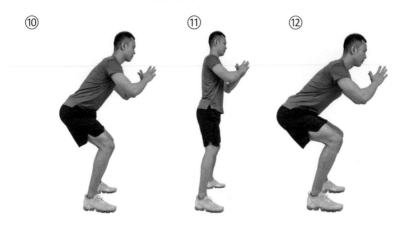

◎　动作要领

蹬地时呼气，落地缓冲时吸气。
跳起时，蹬地腿的臀部外侧收缩
发力；落地时，感受先落地腿的
臀部外侧的紧绷感。
落地时脚尖朝斜前方，身体略微
转向与脚尖的朝向
完成时间：1 分 / 组
完成次数：20 次 / 组，每天 2 组

◎　常见错误

膝盖内扣

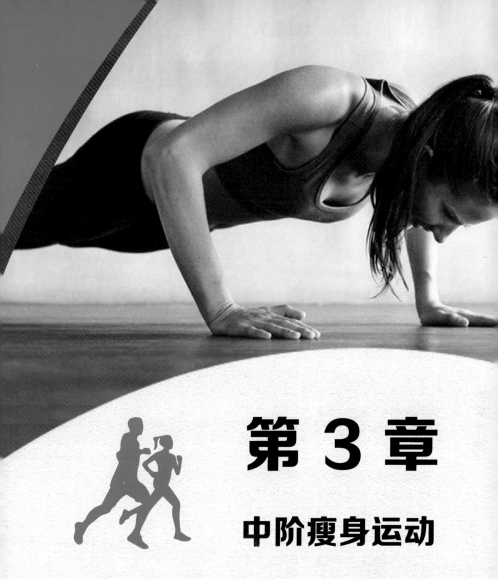

第3章

中阶瘦身运动

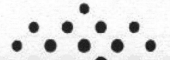

对于拥有一定健身经验的人来说，选择适合自己的训练方式很重要，强度太低或太高都无法取得理想的瘦身美体效果。本章主要介绍中阶瘦身运动，训练强度与前一章相比略有提高，适合身体健康且有一定运动基础的人。

3.1 肌群刺激：徒手塑形入门

现代人工作压力大、生活节奏快，人们社交和娱乐的时间被压缩。尤其是在大城市生活的人，虽然休闲方式更多样，但休闲时间往往不充足，几乎没有多余的时间去专门的健身房里锻炼。因此，徒手健身受到很多人的青睐。

徒手健身不受场地影响，只需换上方便运动的衣服和鞋子，选一个安全的场地，利用自身的体重就能进行。不管你今天是因为要照顾小孩不能出门，还是住家附近没有健身房可以训练，或是由于出差不能按时训练，都可以通过徒手健身达到一定的训练效果。即便天气不佳，还可以在家里、车库内进行徒手健身，让你没有借口不运动。

本训练利用自身体重对全身主要肌群进行刺激以达到减脂塑形的效果，无须器械，时间适中，是极佳的塑形入门选择。在训练前 2 ～ 5 小时应摄入适量碳水化合物，保持身体状态良好。本训练前 3 个动作为热身动作，第 4 ～ 9 个动作为正式训练动作，第 10 ～ 11 个动作为拉伸动作。训练时，要注意动作节奏，不要依靠身体摇晃借力完成动作，注意感受肌肉的发力感。

▌3.1.1 开合跳

运动步骤
Movement steps ▼

① 身体保持直立，抬头挺胸，双手自然垂放于身体两侧。② 身体用力向上跳起，同时双脚向两侧张开。手掌心在开始时应该是朝下的，在向上跳跃的过程中可以慢慢转向掌心朝前。③ 跳到最高处时双手前后交叉，此时双腿应该是笔直的，膝盖不要弯曲。④ 回到地面，注意应脚尖先落地，同时膝盖微屈。⑤ 重复上述动作。

① 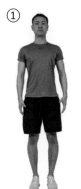 ② 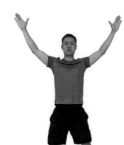 ③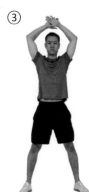

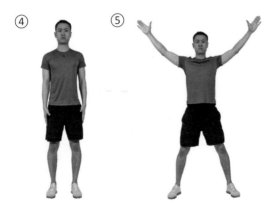

◎ **动作要领**

手臂上抬时吸气，下落时呼气。
脚踝、膝盖放松，腹部始终紧绷。
身体整体有一定的弹性
完成时间：20 秒 / 组
完成次数：1 次 / 组，每天 1 组

◎ **常见错误**

动作太慢，导致腰腹松散

▌ 3.1.2 抱脚尖蹲起

运动步骤
Movement steps

① 身体站直，双脚打开与肩同宽，双手自然下垂。② 双脚打开约 1.5 倍肩宽。③ 下蹲，将双手手指放在脚尖下方，保持稳定。④ 慢慢抬起臀部直至最高处，膝盖要尽量伸直，但不超伸锁死，大腿后侧有拉伸感，保持 1 秒钟。⑤ 恢复起始姿势，继续循环。侧面如⑥～⑪。

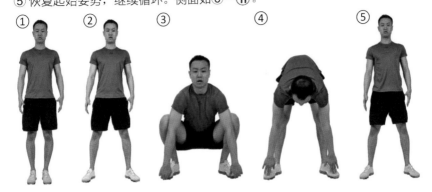

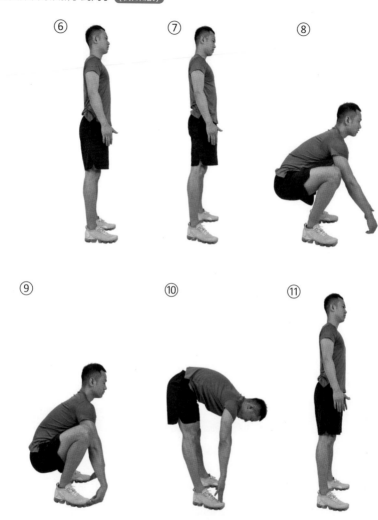

◎ 动作要领

吸气时下蹲，呼气时起身。
大腿后侧有强烈的拉伸感。
膝盖伸直微屈，不超伸锁死
完成时间：30 秒 / 组
完成次数：8 次 / 组，每天 1 组

◎ 常见错误

膝盖超伸锁死

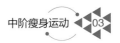

3.1.3 原地爬行

运动步骤
Movement steps ▼

① 身体站直，双脚打开与肩同宽，双手自然下垂。② 躯干前倾。③ 手臂支撑瑜伽垫，身体呈倒 V 形。④～⑦ 双手依次向前爬动，至手位于头部正下方，躯干和地面平行。稍作停留后按同样方式还原起身，动作全程尽量保持腰背挺直。侧面如⑧～⑩

① ② ③

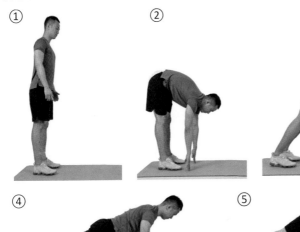

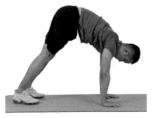

④ ⑤

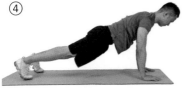

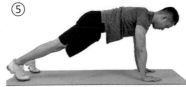

⑥ ⑦

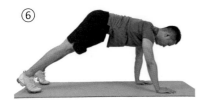

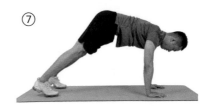

◎ **动作要领**

自然呼吸。
随着爬行次数的增加，肩部有酸胀感。
肘关节要伸直，但不要超伸锁死
完成时间：30 秒／组
完成次数：6 次／组，每天 1 组

◎ **常见错误**

爬行过程中肘关节超伸锁死

⑧ 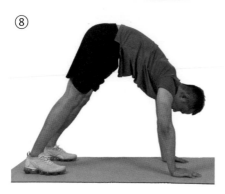 ⑨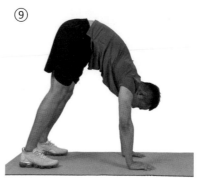

⑩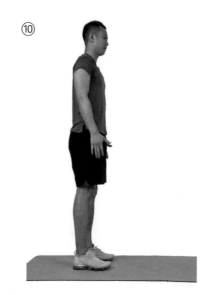

▌3.1.4　左侧箭步蹲

　　① 身体站直，双脚打开与肩同宽，双手自然下垂。② 双脚脚尖朝前，右腿在后呈弓箭步姿势。③ 左腿膝盖尽量不超过脚尖，左右腿均保持膝盖屈曲 90°角，身体保持稳定，膝关节对准第二脚趾方向。④～⑤ 从弓箭步到站起的过程，依靠左腿支撑站立，右腿辅助。正面如⑥～⑨。

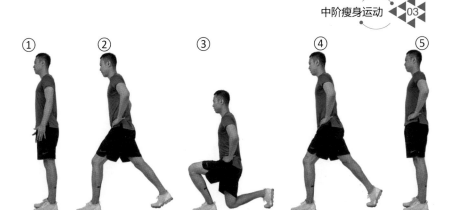

① ② ③ ④ ⑤

◎ **动作要领**

均匀呼吸。
左侧大腿有酸胀感。
重心后移，身体直立
完成时间：2 分 / 组
完成次数：24 次 / 组，每天 1 组

◎ **常见错误**

左腿过多用力，身体前倾

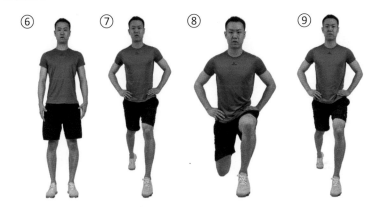

⑥ ⑦ ⑧ ⑨

3.1.5 右侧箭步蹲

运动步骤
Movement steps

① 身体站直，双脚打开与肩同宽，双手自然下垂。② 双脚脚尖朝前，左腿在后呈弓箭步姿势。③ 右腿膝盖尽量不超过脚尖，左右腿均保持膝盖屈曲

90°角，身体保持稳定，膝关节对准第二脚趾方向。④～⑤ 从弓箭步到站起的过程，依靠右腿支撑站立，左腿辅助。正面如⑥～⑨。

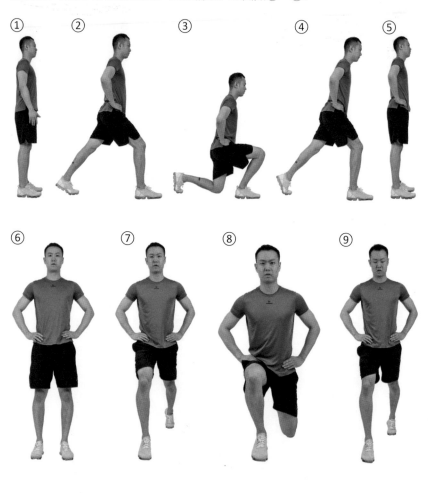

◎ 动作要领

均匀呼吸。
右侧大腿有酸胀感。
重心后移，身体直立
完成时间：2 分 / 组
完成次数：24 次 / 组，每天 1 组

◎ 常见错误

右腿过多用力，身体前倾

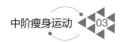

3.1.6 哥萨克下蹲

运动步骤
Movement steps

① 身体站直，双脚打开与肩同宽，双手自然下垂。② 双手叉腰。③ 双脚约两倍肩宽，脚尖朝向斜前方，身体向左侧下蹲，右侧腿伸直，略作停顿。④～⑤ 尽可能地保持臀部高度不变，缓慢平移至右侧腿下蹲，左侧腿伸直。⑥ 右腿发力，恢复叉腰站立姿势。侧面如⑦～⑨。

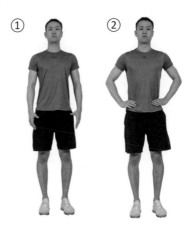

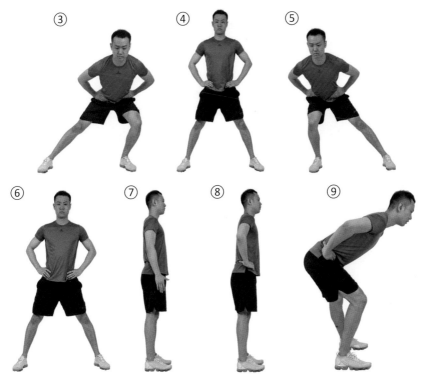

◎ 动作要领

下蹲时吸气，发力时呼气。

下蹲时，伸直的一侧腿内侧有牵拉感。

身体平移时，两侧大腿内侧均有牵拉感。

将身体重心放在下蹲腿的脚后跟上。

双脚脚跟全程不要离地

完成时间：2 分 / 组

完成次数：20 次 / 组，每天 1 组

◎ 常见错误

下蹲腿的脚后跟离开地面

▌3.1.7 跪姿左侧后踢腿

运动步骤
Movement steps ▼

① 俯卧在瑜伽垫上，双手撑地。② 右膝着地，左膝弯曲离地，左腿尽力向后方上侧伸展，直到伸直。想象身后有一个人，用左腿把人蹬出去。③～⑤左腿恢复起始姿势后，重复踢腿动作。

①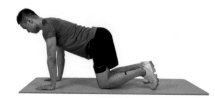

②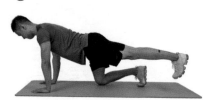

③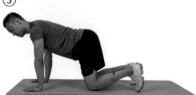

④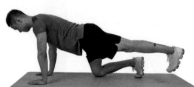

⑤

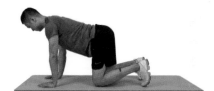

◎ 动作要领

收腿时吸气，伸展时呼气。
臀部外侧有明显的收缩感。
控制动作速度，动作全程控制身
体和骨盆不要出现转动
完成时间：1 分 / 组
完成次数：20 次 / 组，每天 1 组

◎ 常见错误

蹬腿速度过快，身体出现晃动

3.1.8 跪姿右侧后踢腿

运动步骤
Movement steps

① 俯卧在瑜伽垫上，双手撑地。② 左膝着地，右膝弯曲离地，右腿尽力向后方上侧伸展，直到伸直。想象身后有一个人，用右腿把人蹬出去。③～⑤右腿恢复起始姿势后，重复踢腿动作。

① 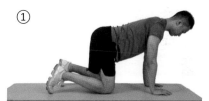　②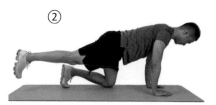

③ 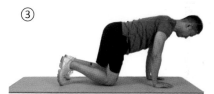　④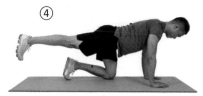

⑤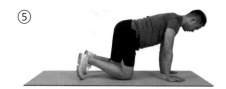

◎ 动作要领

收腿时吸气，伸展时呼气。
臀部外侧有明显的收缩感。
控制动作速度，动作全程控制身
体和骨盆不要出现转动
完成时间：1 分 / 组
完成次数：20 次 / 组，每天 1 组

◎ 常见错误

蹬腿速度过快，身体出现晃动

3.1.9 平板支撑交替抬腿

运动步骤
Movement steps ▼

① 俯卧在瑜伽垫上，双手撑地，双臂伸直，保持头、肩、背、臀、膝、踝呈一条直线。② 右腿向上抬起至最高点，抬腿时，左腿及上半身保持不动。③ 慢慢恢复起始姿势。④ 换左腿进行抬腿动作。⑤ 慢慢恢复起始姿势。

①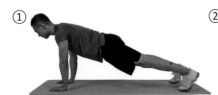

②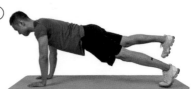

③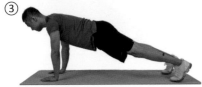

◎ 动作要领

抬腿时呼气，下放时吸气。
腹部全程保持紧绷。
抬腿时，臀部有一定的收缩挤
压感。
动作过程中双腿完全伸直。
腹肌力竭后即可休息，不必硬撑
完成时间：2 分 / 组
完成次数：32 次 / 组，每天 1 组

④

◎ 常见错误

腹肌力竭后仍继续坚持，导致腰
部开始借力

⑤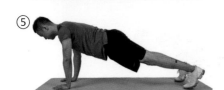

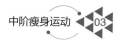

3.1.10 左侧跨坐臀部拉伸

运动步骤
Movement steps ▼

① 坐在瑜伽垫上，右腿向后伸直，左腿屈曲在身前，双手扶地。② 保持身体、骨盆正对前方，尽可能下压臀部，右侧大腿前侧贴近地面，上身挺直。正面动作如③～⑤。

① 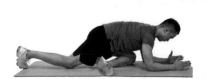 ②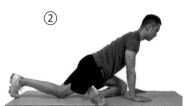

③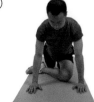 ④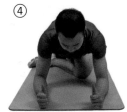 ⑤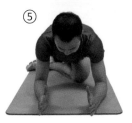

◎ 动作要领

全程保持均匀呼吸。
左侧臀部有牵拉感。
摆正骨盆角度，保持臀部轻微离地
完成时间：20 秒 / 组
完成次数：1 次 / 组，每天 1 组

◎ 常见错误

右腿内侧贴地

3.1.11 右侧跨坐臀部拉伸

运动步骤
Movement steps ▼

① 坐在瑜伽垫上，左腿向后伸直，右腿屈曲在身前，双手扶地。② 保持身体、骨盆正对前方，尽可能下压臀部，左侧大腿前侧贴近地面，上身挺直。正面动作如③～⑤。

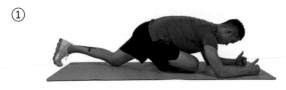

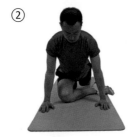
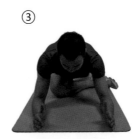

 动作要领

全程保持均匀呼吸。
右侧臀部有牵拉感。
摆正骨盆角度，保持臀部轻微离地
完成时间：20 秒 / 组
完成次数：1 次 / 组，每天 1 组

◎ 常见错误

左腿内侧贴地

3.2 酣畅淋漓：风靡全球的高强度间歇训练

如果你对传统的低强度持续运动不感兴趣，那么可以尝试一下 HIIT 训练。HIIT 是"High Intensity Interval Training"的缩写，意思是"高强度间歇训练"。简单来说，HIIT 是一种高强度短期爆发训练和低强度恢复期交叉的运动。它通过短暂的高强度的运动和休息的交替重复进行，能在单位时间内达到非常高的能量消耗效果。

美国运动医学院指出，HIIT 可以提高对有氧和无氧运动的耐力、改善血压、心血管功能、胰岛素敏感性、胆固醇指数，并在保持肌肉的同时成为刷脂"神器"。更有吸引力的是，它大大缩短了总体运动的时间，非常适合工作忙碌的人，可以达到几乎同长时间耐力锻炼同等的效果。

本训练每周练习 4 天，休息日自行安排。每天总训练时间约 20 分钟，可自行选择 15 ～ 20 个训练动作，每个动作练习 1 分钟左右，在保证动作标准、

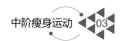

安全的情况下，练习次数越多越好。每个动作练习完成后休息 30 秒，也可视个人情况适当减少或延长。

当然，HIIT 只是一种训练模式，任何能让人短时间内达到高心率的训练动作都能作为 HIIT 动作，并不局限于本训练所介绍的动作。此外，训练时间和休息时间可以自行调整，但单个动作的训练时间尽量不要超过 1 分钟，休息时间当然是越短越好。

需要注意的是，由于 HIIT 的运动强度比较大，要求完全消耗自己的体力，因此 HIIT 课程中绝大部分动作对关节的稳定性都有一定要求，原本存在运动损伤如滑膜炎、半月板损伤、肩袖损伤，以及存在心血管疾病、高血压、糖尿病、肾脏疾患的人必须谨慎选择此类运动。此外，HIIT 不能完全取代低强度有氧训练。

3.2.1 左右小跳

运动步骤
Movement steps ▼

绷紧全身，左右跳动时身体跟随双腿左右摆动。① 起跳时手臂用力上提带起身体。②～⑨ 重复左右跳动。

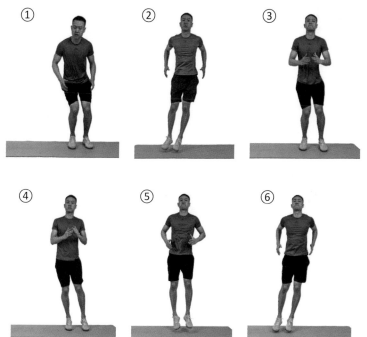

⑦　　　　　　　　⑧　　　　　　　　⑨

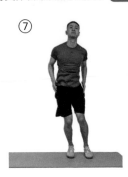 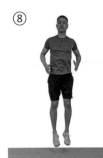 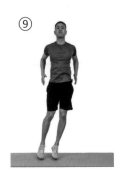

◎ 动作要领

全程保持呼吸均匀。
脚踝、膝盖放松，但腹部始终有
紧绷感。
身体感觉有弹性
完成时间：1 分 / 组
完成次数：不限 / 组

◎ 常见错误

手臂放松，全靠小腿跳跃

3.2.2　交替箭步蹲跳

运动步骤
Movement steps

①　上半身保持平衡，下蹲至双膝均呈 90°角，后侧腿膝盖不要着地。
② 双手用力向上摆动来帮助身体起跳。③ 在空中迅速换腿，落地下蹲至双膝
均呈 90°角。④～⑧ 双腿连续交替进行蹲跳。

①　　　　　　　　②　　　　　　　　③

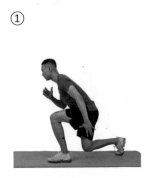 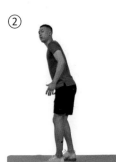 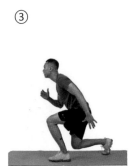

④ 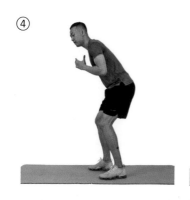 ⑤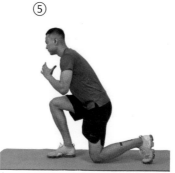

⑥ 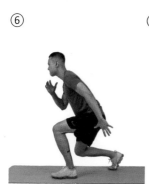 ⑦ 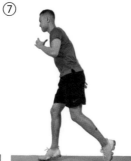 ⑧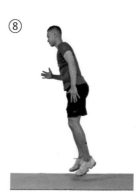

◎ 动作要领

起跳时呼气，下落时吸气。
臀部和大腿发力感明显。
多次跳跃后大腿和臀部有酸胀感。
重心保持在两腿中间
完成时间：1 分 / 组
完成次数：不限 / 组

◎ 常见错误

膝盖出现疼痛

3.2.3　锯式平板支撑

运动步骤
Movement steps

①　身体保持平板支撑的姿势，小臂贴紧地面。②～⑤　收紧核心，身体有节奏地前后移动。

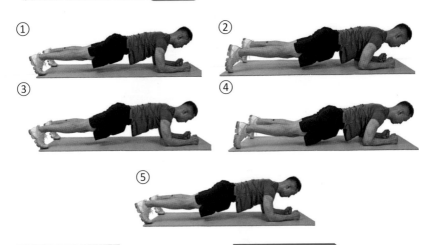

◎ **动作要领**

全程保持均匀呼吸。
全身绷紧，核心肌群感觉更强，核心中的腹部尤甚。
收紧腰腹，保持整个身体呈一条直线
完成时间：1 分 / 组
完成次数：不限 / 组

◎ **常见错误**

臀部隆起；腰部塌陷

3.2.4 正踢腿

运动步骤
Movement steps ▼

① 身体站直，双脚打开与肩同宽，双手自然下垂。② 双脚微微分开站立，双手举过头顶。③～⑤ 保持上身固定，双腿交替抬起至最大幅度，抬腿的同时双臂下压去触碰小腿前侧，膝盖微屈。正面动作如⑥～⑩。

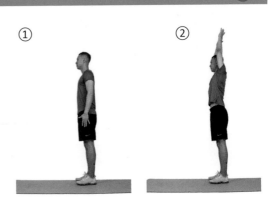

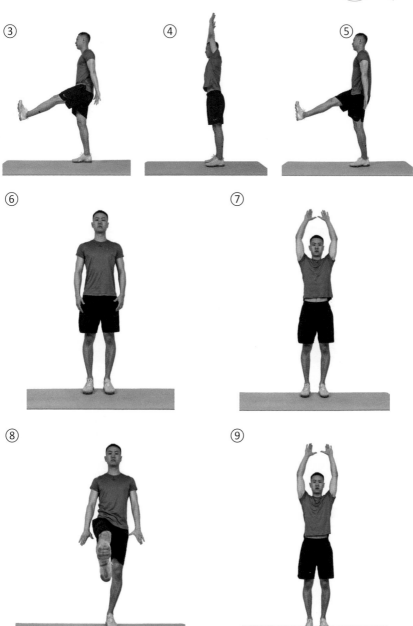

⑩

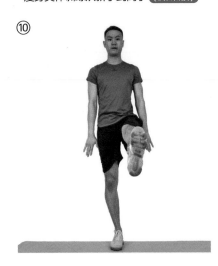

◎ 动作要领

抬腿时呼气，下放时吸气。
抬腿时大腿后侧有拉伸感。
保持背部挺直
完成时间：1分／组
完成次数：不限／组

◎ 常见错误

踢腿时弯腰

3.2.5 支撑平移

运动步骤
Movement steps ▼

① 双手俯撑在瑜伽垫上。② 左手和右脚同时向右侧平移。③ 然后回到起始位置。④～⑥ 做另一侧的平移，双手双脚交替进行。

①
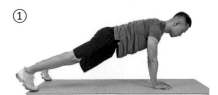

②
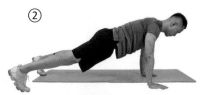

③
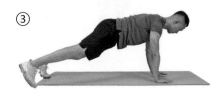

④
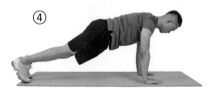

⑤

⑥

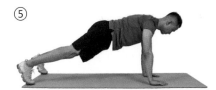

◎ **动作要领**

全程保持均匀呼吸。
身体保持稳定，肩部、腰部、腹部全程收紧。
动作越快越流畅越好
完成时间：1 分 / 组
完成次数：不限 / 组

◎ **常见错误**

臀部上下起伏过大

3.2.6　简易波比跳

运动步骤
Movement steps ▼

　　① 双脚与肩同宽站立，俯身下蹲，双手撑地与肩同宽，同时双腿向后跳跃伸直。② 将双腿快速向腹部收回。③ 起身跳跃。④ 双手在头顶击掌之后迅速俯身下蹲，没有站立过程。⑤ 尽力向高处跳。

① ②

③ ④ ⑤

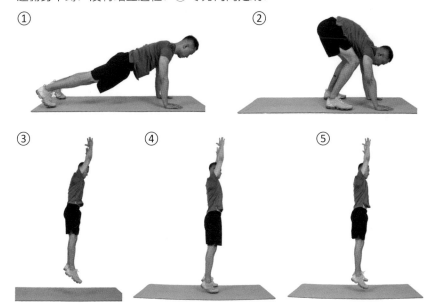

◎ 动作要领

按自己的节奏呼吸。
全身发力参与，几次动作后心跳
呼吸速度加快。
全程收紧腹部，加快伸腿收腿的
动作速度
完成时间：1 分 / 组
完成次数：不限 / 组

◎ 常见错误

身体松散，伸腿时塌腰

3.2.7　勾腿跳

运动步骤
Movement steps ▼

　　① 身体站直，双脚打开与肩同宽，双手自然下垂。② 背部挺直，目视前方，双手放在臀部位置。③～⑧ 保持身体稳定，快速交替勾腿，每次都要触碰到双手。

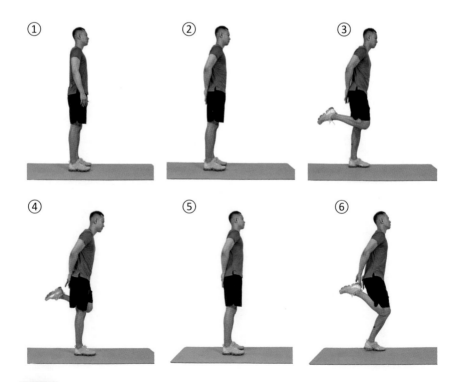

⑦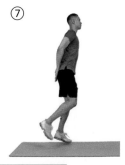

⑧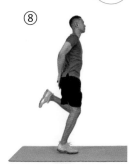

◎ 动作要领

自然呼吸。
动作轻盈有弹性，身体不僵硬。
每次动作都要让脚后跟接触手掌
完成时间：1 分 / 组
完成次数：不限 / 组

◎ 常见错误

动作幅度过小

3.2.8 深蹲

运动步骤
Movement steps ▼

① 身体站直，双脚打开与肩同宽，双手自然下垂。② 双脚打开约 1.5 倍肩宽。③ 手臂前平举，掌心相对，然后下蹲，臀部向后移动，至最低点时大腿与地面近似平行。④ 然后起身还原，全程保持腰背挺直。侧面如⑤～⑧。

①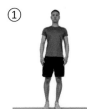

②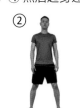

③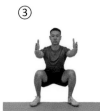

④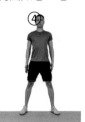

◎ 动作要领

下蹲时吸气，起身时呼气。
下蹲时，臀部和大腿前侧有轻微牵拉感。
蹲起时，臀部和大腿前收缩发力，臀部更加明显
完成时间：1 分 / 组
完成次数：不限 / 组

◎ 常见错误

膝关节伸直时超伸锁死；膝盖与脚尖不同方向；弯腰弓背

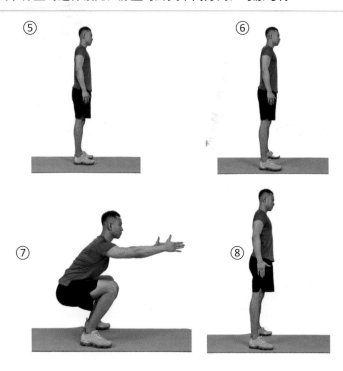

3.2.9 高抬腿

运动步骤
Movement steps

① 身体站直，双脚打开与肩同宽，双手自然下垂。②～⑤挺直背部，目视前方，前脚掌着地快速交替抬腿，保持身体稳定，随着抬腿节奏用力摆臂。侧面如⑥～⑩。

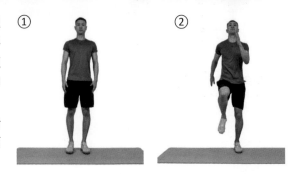

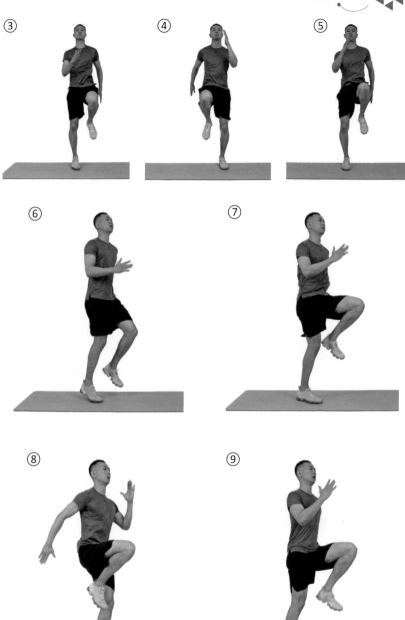

⑩

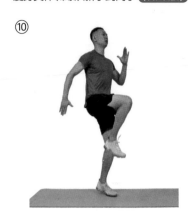

◎ 动作要领

自然呼吸。
保持身体稳定。
保持最快速度。
速度越快，心跳越快，呼吸越急促
完成时间：1 分 / 组
完成次数：不限 / 组

◎ 常见错误

重心后仰

3.2.10　西西里卷腹

运动步骤
Movement steps ▼

　　① 仰卧在瑜伽垫上，屈膝，双脚踩实，双臂向上伸直，双手交叉握紧。②、③ 缓慢卷起上半身，不可用手臂借力带起身体，卷腹时手臂竖直上举，用力举高。④、⑤ 在最高点停顿 1 秒后缓慢还原，进行下一次动作。

①

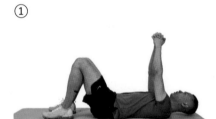

②

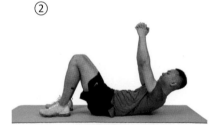

③

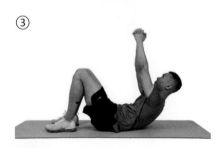

④

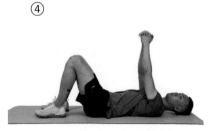

⑤

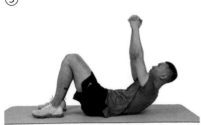

◎ **动作要领**

卷腹时呼气，下落时吸气。
卷起时，腹部收缩发力明显，上腹部尤甚。
下背部始终贴紧地面
完成时间：1 分 / 组
完成次数：不限 / 组

◎ **常见错误**

手臂举高时腹肌感觉不明显

3.2.11 简易俄罗斯转体

运动步骤
Movement steps ▼

① 坐于垫上，双腿屈膝，脚放于垫上，下背挺直，上背略微弓起。②～④转动双肩来带动手臂的移动，手接触身体两侧地面，目光跟随双手移动。正面动作如⑤～⑦。

①

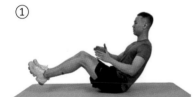

②

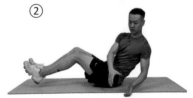

③

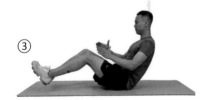

④

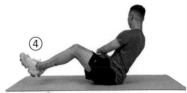

◎ **动作要领**

转身时呼气，身体转正时吸气。
整个腹部始终有紧绷感。
转体时，对侧腹部出现收缩挤压感。
腹肌力竭后即可休息，不必硬撑
完成时间：1 分 / 组
完成次数：不限 / 组

◎ **常见错误**

腹肌力竭后仍继续坚持，导致腰部开始借力

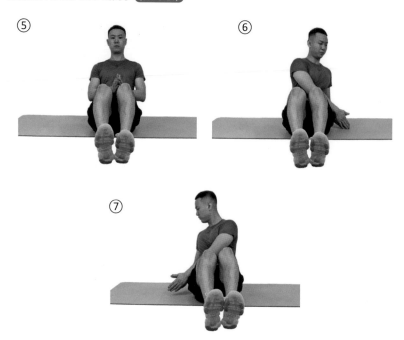

▌ 3.2.12 俯身跨步登山

运动步骤
Movement steps ▼

① 俯撑在瑜伽垫上，双手与肩同宽。② 一侧脚踏于同侧手旁。③ 腹部收缩发力跳跃，在空中换腿。④、⑤重复换腿动作。

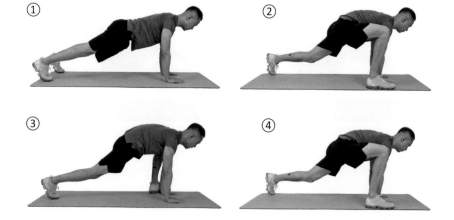

◎ 动作要领

按自己的节奏呼吸。
收紧肩部、腹部。
肩部始终处于紧绷状态。
换腿时，腹部明显收缩发力带动
腿部
完成时间：1分 / 组
完成次数：不限 / 组

◎ 常见错误

左右扭动身体

⑤
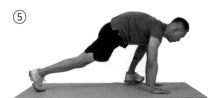

3.2.13　反向屈腿卷腹

运动步骤
Movement steps

① 仰卧在瑜伽垫上。② 双手放于臀部两侧，勾起脚尖，屈腿，想象臀部与双腿是一个整体在运动。③ 腰部始终贴地且不应出现紧张感。④、⑤ 抬腿时用下腹的力量将臀部抬离地面。⑥、⑦ 下落时小腿平行于地面即可停止。

①
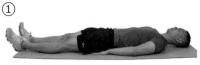

②
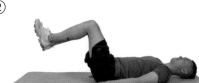

③
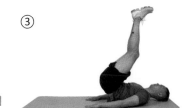

④
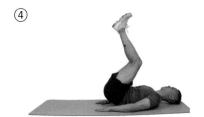

⑤
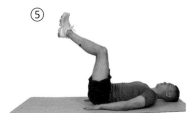

⑥ 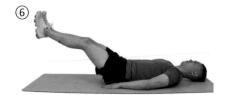 ⑦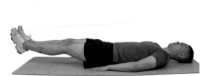

◎ 动作要领

抬腿时呼气，下落时吸气。
腿下落时，腹部有强烈紧绷感；
抬起时，臀部稍微抬起，下腹部
明显收缩发力。
不要将腿下落得太低。
不要做得过快
完成时间：1分/组
完成次数：不限/组

◎ 常见错误

腰部无法贴地且紧张感明显。
借助惯性摆动双腿，下腹发力感
不明显

3.2.14　俯身登山

运动步骤
Movement steps ▼

　　①、② 双手俯撑在瑜伽垫上，手肘微屈，上身放平。③～⑧ 用最快的速
度交替提膝，膝盖往胸部靠近，注意要用腹部的力量将大腿向前提。

① 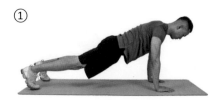 ②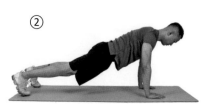

③ 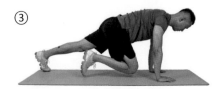 ④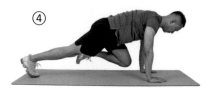

⑤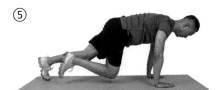

⑥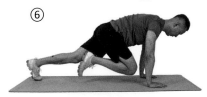

⑦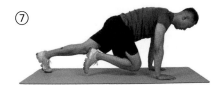

⑧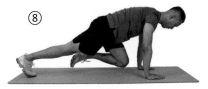

◎ 动作要领

肩部全程有紧绷感，膝盖和脚踝
是放松状态。
抬腿时，腹肌有收缩发力感。
保持背部平行于地面，减小双腿
的动作幅度
完成时间：1 分 / 组
完成次数：不限 / 组

◎ 常见错误

臀部抬得过高

3.2.15　手助力深蹲

运动步骤
Movement steps ▼

①　自然站立。②　腰
背挺直，双脚打开约 1.5
倍肩宽，膝盖与脚尖方向
一致，不要内扣。③　臀
部向后移动下蹲，下蹲动
作自然流畅，至最低点时
双手扶在膝盖上。④　起
身时双手给予适当助力。
侧面动作如⑤～⑧。

①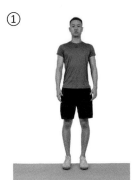

②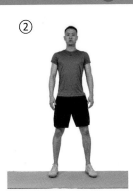

③
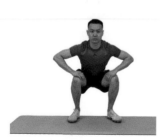

④
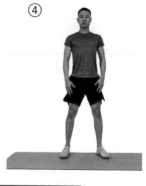

◎ 动作要领

下蹲时吸气，起身时呼气。
大腿前侧有酸胀感。
伸直膝关节时不要出现超伸锁
死，保证膝盖与脚尖方向一致。
动作全程保持腰背挺直
完成时间：1分／组
完成次数：不限／组

◎ 常见错误

膝关节伸直时超伸锁死；膝盖与
脚尖不同方向，从侧面看膝盖明
显超过脚尖；弯腰弓背

⑤
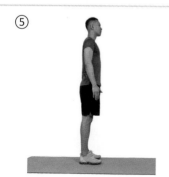

⑥
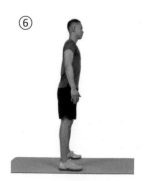

⑦
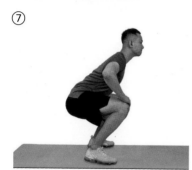

⑧
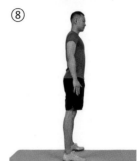

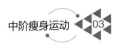

3.2.16 支撑抬臀

运动步骤
Movement steps

① 俯卧撑于垫上，从侧面看身体呈一条直线。② 重心后移，臀部上抬，腰背挺直，至手臂与躯干呈一条直线。③、④ 稍作停留后还原。

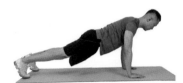

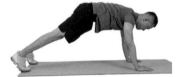
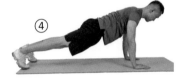

◎ 动作要领

自然呼吸。
随着重复次数的增加，肩部有酸胀感。
肘关节要伸直，但不要超伸锁死
完成时间：1分 / 组
完成次数：不限 / 组

◎ 常见错误

支撑过程中肘关节超伸锁死

3.2.17 蝶式深蹲跳

运动步骤
Movement steps

① 身体站直，双脚打开与肩同宽，双手自然下垂。② 双腿分开略宽于肩，后背挺直，大腿蹲到与地面水平，双臂伸直交叉于体前。③ 双手用力向上、向两侧摆起，带动身体起跳。④ 落地缓冲下蹲至大腿与地面水平，然后恢复起始姿势。侧面动作如⑤～⑧

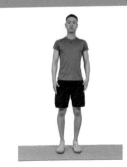

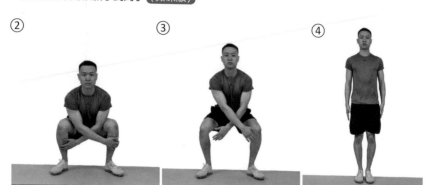

② ③ ④

◎ 动作要领

起跳时呼气，下落时吸气。
跳起时，臀部腿部收缩发力明显。
双腿和臀部始终保持紧张
完成时间：1 分 / 组
完成次数：不限 / 组

◎ 常见错误

下蹲时膝盖内扣

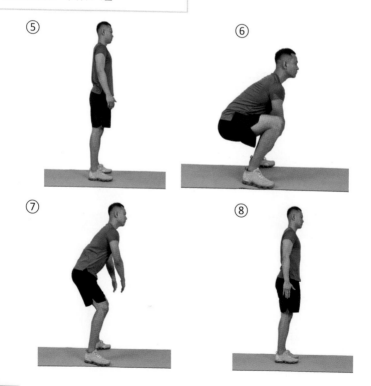

⑤ ⑥

⑦ ⑧

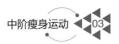

3.2.18 简易死虫式

① 躺于垫上，手臂伸直举起，与地面呈 90°，屈膝抬腿，大腿与地面呈 90°。② 臀下部微微离地，让腰部压紧地面，异侧手臂和腿分别下放至与地面呈 30°，下放时腰部始终保持贴地。③～⑤ 重复上述动作。

①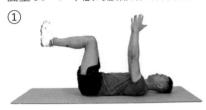

②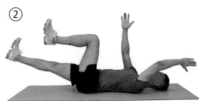

③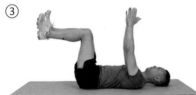

④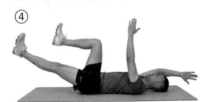

⑤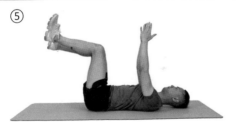

◎ **动作要领**

下放时吸气，还原时呼气。
手脚下落时，腹部出现紧绷感，幅度越大紧绷感越强烈。
腰部始终是放松的，不应出现紧绷疼痛感。
保持身体平衡，不要晃动
完成时间：1 分 / 组
完成次数：不限 / 组

◎ **常见错误**

伸直腿时腰部离地，导致疼痛

▌3.2.19　蛙泳划臂

　　① 俯卧于垫上，腹部和髋部着垫，胸部和腿部上抬，双臂向前伸直。②挺直腰背，夹紧双肩，手臂向后划动，至大腿两侧。③ 稍作停留。④ 打开双肩，双臂向前划至初始位置。⑤ 重复划臂动作。

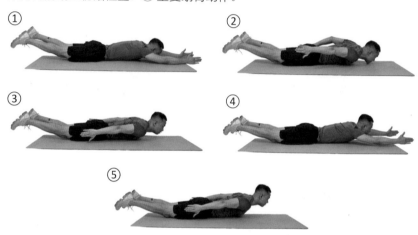

◎　动作要领

向后划时吸气，向前划时呼气。
肩背部有酸胀感。
胸部和腿部上抬，手臂向后划动
时夹紧双肩
完成时间：1 分 / 组
完成次数：不限 / 组

◎　常见错误

胸部和腿部着地，向后划时没有
夹紧肩部

▌3.2.20　空中自行车

　　① 仰卧在瑜伽垫上，双手扶于两耳旁。② 用腹肌的力量将肩部和上背部卷离地面。③～⑥ 用力提膝，使膝盖靠近手肘，同时转动上身将手肘朝前送，交替触碰对侧膝盖。另一侧腿下放的同时伸直，脚跟不要触碰地面。

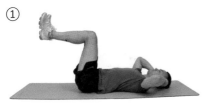

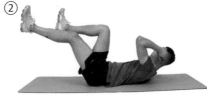

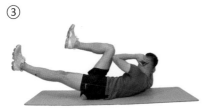

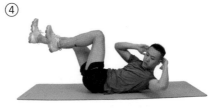

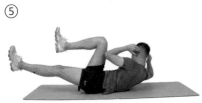

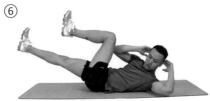

◎ 动作要领

转身时呼气，中间位置时吸气。
转体时，腹肌沿斜对角方向有挤
压感。
下背部保持紧贴地面，手肘保持
向外打开固定
完成时间：1 分 / 组
完成次数：不限 / 组

◎ 常见错误

动作过快，借用背部、腿部力量
带动身体

▌3.2.21　触腿两头起

运动步骤
Movement steps ▼

① 躺于垫上。② 手臂伸直放于头
部两侧，腹肌发力起身，起身时腿与上
身同时抬起，后背卷曲，手触碰小腿前
侧。③~⑤ 将腿和上身缓慢下放，下
放时保持全身紧张，不能一下子放松。

①

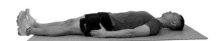

② 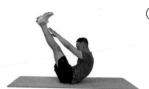 ③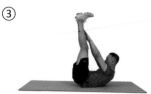

④ 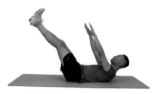 ⑤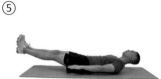

◎ 动作要领

起身的瞬间腹肌突然绷紧收缩。
腰部始终放松，不应有紧绷感。
手脚下落时，腹部出现紧绷感，
幅度越大紧绷感越强烈。
控制腿下落的幅度，不必下落得
过低，腹部有感觉即可
完成时间：1 分 / 组
完成次数：不限 / 组

◎ 常见错误

伸直腿时腰部离地，导致疼痛

3.2.22 支撑转体摸脚

运动步骤
Movement steps

① 仰撑在瑜伽垫上。② 一侧腿屈膝抬起，同时用对侧手去摸该侧脚，摸
脚时身体稍转向抬腿的一侧。③ 稍作停顿，回到起始状态。④ 然后做另一侧
的摸脚。⑤、⑥ 重复摸脚动作。

◎ 动作要领

抬腿时呼气，还原时吸气。
摸脚时，腹肌沿斜对角方向挤压
收缩发力。
保持臀部肌肉持续紧张
完成时间：1 分 / 组
完成次数：不限 / 组

◎ 常见错误

臀部起伏过大

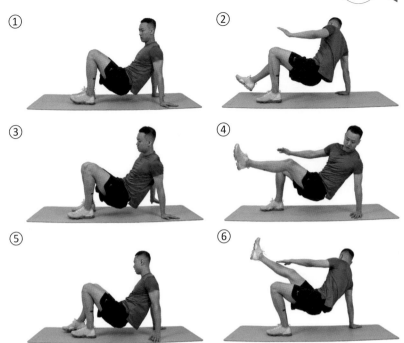

▌3.2.23 摸地蹲跳

运动步骤
Movement steps ▼

　　① 身体站直，双脚打开与肩同宽，双手自然下垂。②、③ 挺直腰背，双脚略宽于肩，手臂自然下垂放于两腿间，下蹲时手掌摸地。④ 跳起的一瞬间手掌迅速向上伸展。⑤、⑥ 重复蹲跳动作。

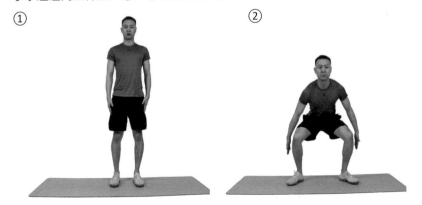

③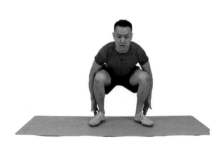

④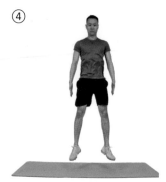

⑤

⑥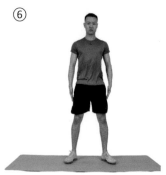

◎ 动作要领

下蹲时吸气，跳起时呼气。
全身发力参与，几次动作后心跳、
呼吸速度加快。
利用小腿肌肉进行缓冲，降低对
膝关节的冲击
完成时间：1分 / 组
完成次数：不限 / 组

◎ 常见错误

下落过程中脚跟先着地

3.2.24 踮脚蹲跳

运动步骤
Movement steps ▼

① 身体站直，双脚打开与肩同宽，双手自然下垂。② 双脚打开约 1.5 倍
肩宽，准备起跳。③～⑥ 前脚掌着地，摆动双臂带动身体起跳。⑦～⑨ 下落
时绷紧全身稳定身体，同时屈膝下蹲缓冲。

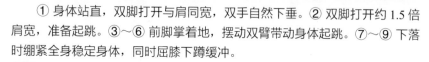

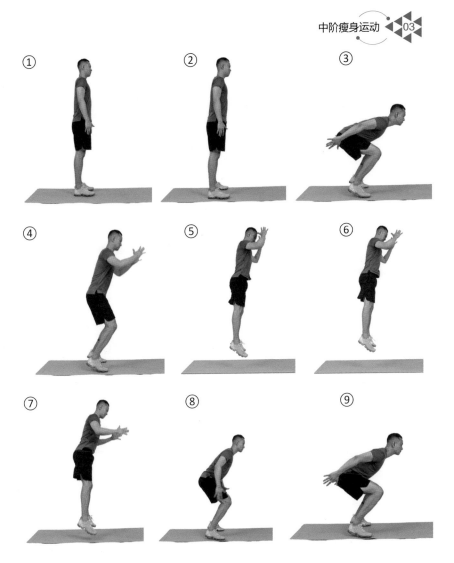

① ② ③
④ ⑤ ⑥
⑦ ⑧ ⑨

◎ 动作要领

起跳时吸气，保持平衡时呼气。
停顿时，臀腿有一定紧绷感。
跳起时，臀部有收缩感。
臀部向后伸，用臀部力量缓冲下落
完成时间：1 分 / 组
完成次数：不限 / 组

◎ 常见错误

下落时身体不稳，导致整个脚掌
着地

3.2.25 跪姿爆发俯卧撑

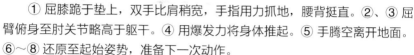

运动步骤
Movement steps ▼

① 屈膝跪于垫上，双手比肩稍宽，手指用力抓地，腰背挺直。②、③ 屈臂俯身至肘关节略高于躯干。④ 用爆发力将身体推起。⑤ 手腾空离开地面。⑥～⑧ 还原至起始姿势，准备下一次动作。

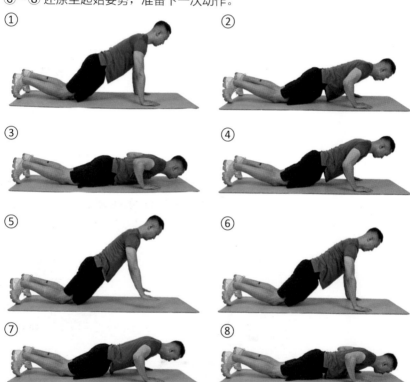

◎ 动作要领

发力瞬间憋气，身体下落时吸气，起身时呼气。
推起时，上臂向内夹，胸部有明显收缩感；在最高点时，胸部有强烈挤压感。
推起时，上臂后侧辅助发力，有轻微收缩感。
下落到最低点时，胸部有轻微牵拉感
完成时间：1 分 / 组
完成次数：不限 / 组

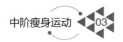

◎ 常见错误

下落支撑时肘关节超伸锁死，训练过程中塌腰或撅臀

3.3 热力升级：更强更快的Tabata

当 HIIT 这种高强度、短间歇、超强燃脂的训练风靡全球的时候，一种叫作 Tabata 的训练也逐渐进入健身圈，不少健身房都推出了 Tabata 课程。

Tabata 训练是由日本东京体训大学教授田畑泉于 20 世纪 90 年代中期所提出，当时为了训练冬奥会速滑运动员，强度能达到 170% 最大摄氧量。如今，Tabata 已经走入全民健身视野，强度也有所降低。

事实上，Tabata 是 HIIT 的一种，两者都是高强度、短间歇的训练模式，但 Tabata 强度更高、耗时更短。Tabata 是公认燃脂最快、最有效的训练之一，同时还能提升身体有氧、无氧的心肺能力。

与 HIIT 相比，Tabata 更适合空闲时间较少的人士。Tabata 训练一般是选取 4 个不同的动作，用你能达到的最高强度训练 20 秒（在保证动作标准、安全的情况下，次数越多越好），然后休息 10 秒，接着再来一个"20 秒 +10 秒"，一轮 4 个动作，做 2 轮，共计 4 分钟。每天训练 1 ～ 3 次，2 次训练隔至少 5 分钟以上。一般来说，早上、中午、晚上各训练 1 次。训练前先进行热身，效果更佳。

3.3.1 快速仰卧起坐

运动步骤
Movement steps

① 躺于垫上。② 手臂伸直放于头部两侧。③ 双脚并拢，双腿打开，然后用腹肌发力起身，身体头部、肩部、上背部、下背部依次离地。④ 双手触碰双脚，下放时下背部、上背部、肩部、头部依次着地。⑤、⑥ 重复起身动作。

①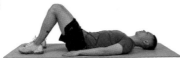

②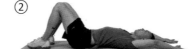

③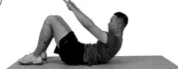

④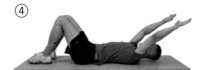

⑤ 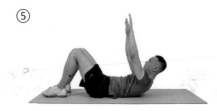 ⑥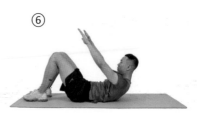

◎ 动作要领

下放时吸气，起身时呼气。
起身时腹部有突然收缩紧绷感，
在起身后半阶段腹部有挤压感。
腰部始终放松，贴于垫上，不应
有紧绷感。
注意动作全程速度控制，频率约
为 2 秒 1 次
完成时间：20 秒 / 组
完成次数：不限 / 组

◎ 常见错误

起身时腰部离地，导致疼痛

3.3.2 动态平板支撑

运动步骤
Movement steps ▼

① 双手撑地，收紧核心，背部挺直。②、③ 左手和右手小臂依次着地。
④ 恢复起始姿势。⑤、⑥ 重复小臂着地动作。

①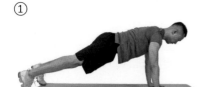
②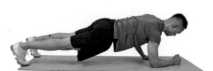

③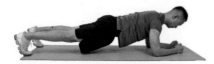
④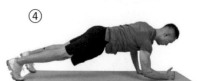

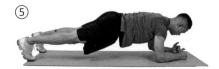

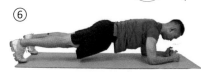

◎ 动作要领

俯身时吸气，推起时呼气。
腹部始终有紧绷感。
推起时，肩、臂收缩发力明显，
同时侧腹紧绷感加强。
全身保持稳定状态，尽力减小左
右晃动的幅度
完成时间：20 秒 / 组
完成次数：不限 / 组

◎ 常见错误

核心肌群力竭后仍继续坚持，导
致塌腰、剧烈晃动

3.3.3 开合深蹲跳

运动步骤
Movement steps

①挺直腰背，自然站立。②～④将双手交握放于胸前，双脚分开略宽于肩，深蹲。⑤起身时轻轻跳起，双脚并拢。⑥再迅速跳回初始位置，以此反复。

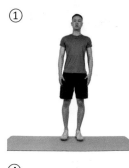

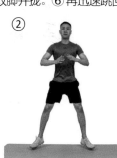

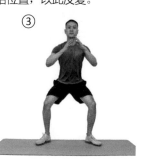

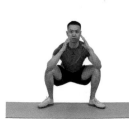

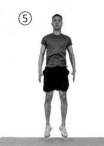

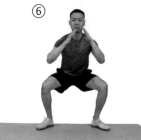

◎ 动作要领

下蹲时吸气，跳起时呼气。
全身发力参与，几次动作后心跳、
呼吸速度加快。
膝关节与脚尖方向一致
完成时间：20 秒 / 组
完成次数：不限 / 组

◎ 常见错误

深蹲时出现膝关节内扣或外分的
情况

3.3.4 侧移提膝收腹

运动步骤
Movement steps ▼

① 自然站立，双脚与肩同宽。② 侧向快步移动。③ 将内侧腿上抬，手臂跟随腿部自然摆动。④～⑥ 停留一会儿，返回继续。

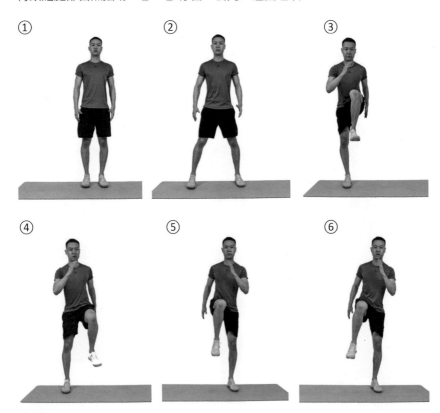

①　　　②　　　③

④　　　⑤　　　⑥

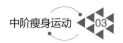

◎ 动作要领

自然呼吸。
全身发力参与，几次动作后心跳、
呼吸速度加快
完成时间：20 秒 / 组
完成次数：不限 / 组

◎ 常见错误

外侧腿上抬

▌3.3.5 快速踮脚

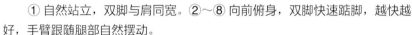

运动步骤
Movement steps

① 自然站立，双脚与肩同宽。②～⑧ 向前俯身，双脚快速踮脚，越快越好，手臂跟随腿部自然摆动。

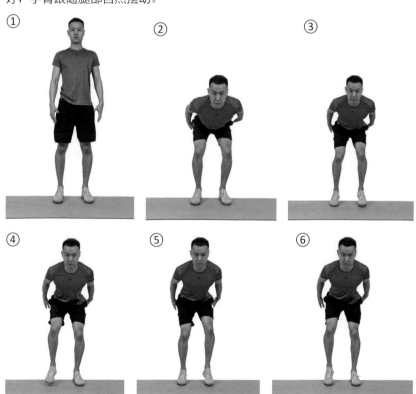

① ② ③ ④ ⑤ ⑥

⑦ 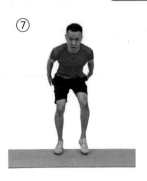 ⑧

◎ **动作要领**

自然呼吸。

全身发力参与，几次动作后心跳、呼吸速度加快。

前脚掌略为离开地面即可

完成时间：20 秒 / 组

完成次数：不限 / 组

◎ **常见错误**

踮脚幅度过大

3.3.6　左侧膝盖击掌

运动步骤
Movement steps ▼

　　① 重心位于右脚，右腿微屈，上半身与左腿呈一条直线，与地面保持45°夹角。② 上身固定，用腹肌的力量发动提膝击掌的动作。③～⑦ 重复提膝击掌的动作，并加快动作速度。

① 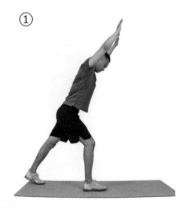 ②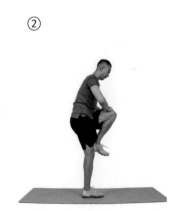

③

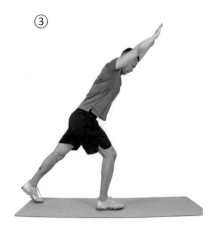

④

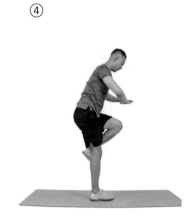

⑤

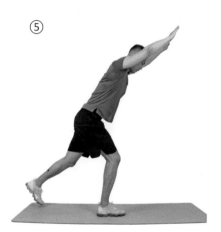

⑥

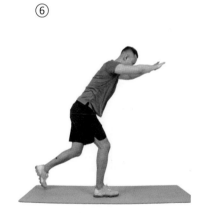

⑦

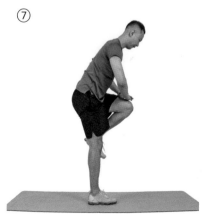

◎ **动作要领**

还原时吸气，击掌时呼气。
左侧腹部收缩挤压感明显
完成时间：20 秒／组
完成次数：不限／组

◎ **常见错误**

身体站得太直，导致重心不稳

3.3.7 右侧膝盖击掌

运动步骤
Movement steps ▼

① 重心位于左脚，左腿微屈，上半身与右腿呈一条直线，与地面保持45°夹角。② 上身固定，用腹肌的力量发动提膝击掌的动作。③～⑦ 重复提膝击掌的动作，并加快动作速度。

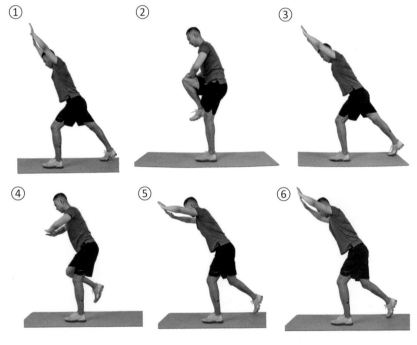

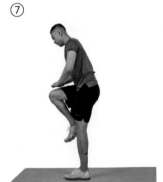

◎ 动作要领

还原时吸气，击掌时呼气。
右侧腹部收缩挤压感明显
完成时间：20 秒 / 组
完成次数：不限 / 组

◎ 常见错误

身体站得太直，导致重心不稳

3.3.8 原地慢跑

运动步骤
Movement steps ▼

①挺直背部，目视前方。②～⑨保持身体稳定，有节奏地原地交替抬腿，像慢跑一样。

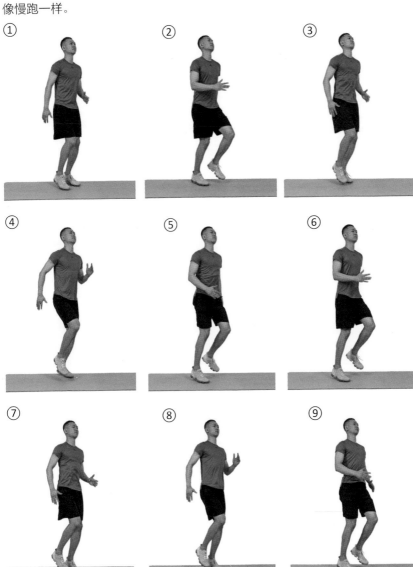

◎ 动作要领

自然呼吸。
速度不要太快，原地慢跑时应该
可以正常说话；如果不能正常说
话，说明跑动速度太快
完成时间：20 秒 / 组
完成次数：不限 / 组

◎ 常见错误

脚落地声音太大，脚落地没有控制

3.3.9　合掌跳

运动步骤
Movement steps

① 自然站立，抬头挺胸，绷紧腹部。② 绷紧手臂，用胸肌的力量合掌。
③～⑧ 双脚交替前后小幅跳跃。

①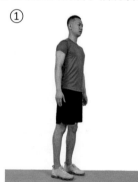

②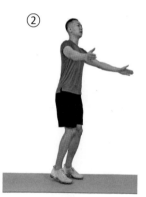

③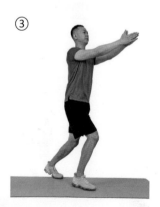

④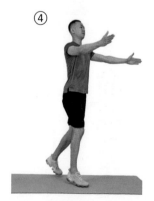

⑤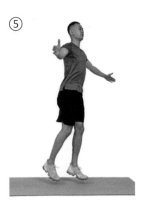

⑥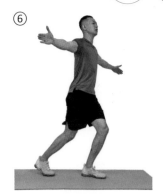

⑦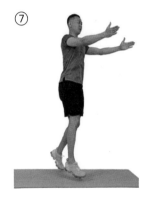

⑧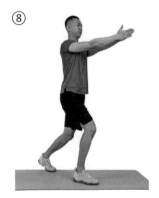

◎ 动作要领

合掌时呼气，扩胸时吸气。
动作轻盈，身体有弹性不僵硬
完成时间：20 秒 / 组
完成次数：不限 / 组

◎ 常见错误

动作太慢，导致腰腹松散

3.3.10 原地摆臂快跑

运动步骤
Movement steps ▼

① 自然站立，上身微微前倾。②～⑤ 双手摆臂，速度越快越好，摆臂的
同时快速交替抬腿，像冲刺跑一样。

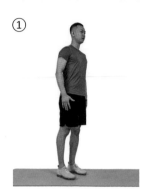
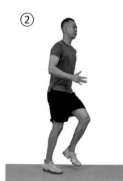
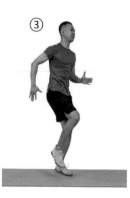

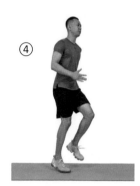
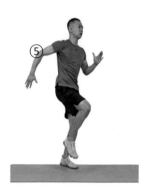

◎ 动作要领

自然呼吸。
肩部、胸部、背部有舒展开的感觉，心跳非常快速，呼吸紧凑。
躯干尽量保持稳定
完成时间：20 秒 / 组
完成次数：不限 / 组

◎ 常见错误

脚落地声音太大，脚落地没有控制

3.3.11 侧向开合跳

运动步骤
Movement steps

① 自然站立，收紧腰腹，手臂用力绷紧。②～⑧ 用肩部力量抬臂，背部力量下压手臂，用手臂带动身体的跳跃，身体横向移动的同时，双脚、双手交替开合。

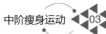

① 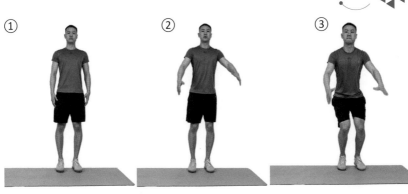 ② ③

④ 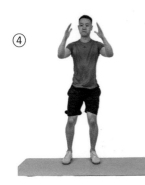 ⑤ 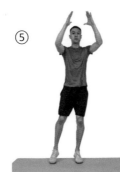 ⑥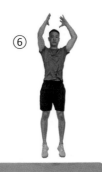

⑦ 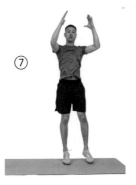 ⑧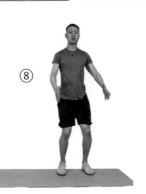

◎ 动作要领

手臂上抬时吸气，下落时呼气。
脚踝、膝盖放松，腹部始终紧绷。
整体有一定的弹性
完成时间：20 秒／组
完成次数：不限／组

◎ 常见错误

动作太慢，导致腰腹松散

▎3.3.12　单腿两头起

运动步骤
Movement steps ▼

① 躺于垫上。② 手臂向上伸直放于头部两侧。③ 腹肌发力起身，起身时腿与上身同时抬起，后背卷曲，手触碰小腿前侧。④～⑤ 下放时保持全身紧张，不能一下子放松。

① 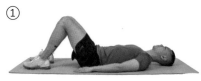　②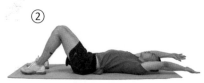

③ 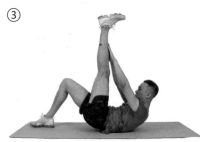　④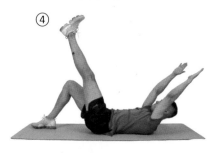

⑤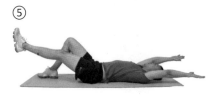

◎ **动作要领**

下放时吸气，起身时呼气。
起身的瞬间腹肌突然绷紧收缩。
腰部始终放松，不应有紧绷感。
控制腿下落的幅度，不必下得过低，腹部有感觉即可
完成时间：20 秒 / 组
完成次数：不限 / 组

◎ **常见错误**

伸直腿时腰部离地，导致疼痛

▎3.3.13　平板支撑交替抬手

运动步骤
Movement steps ▼

① 屈肘，小臂与前脚掌撑地，耳、肩、髋、膝、踝呈一条直线。手肘朝

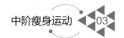

脚的方向用力，脚尖用力向前勾起，与地面摩擦力对抗，小臂按紧地面。②～⑤抬右手时收紧左侧腹肌，抬左手时收紧右侧腹肌，身体左右移动幅度尽可能小。

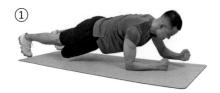

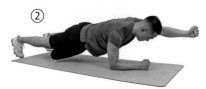

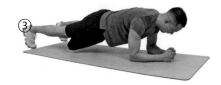

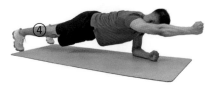

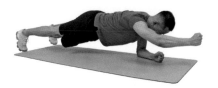

◎ 动作要领

抬手时憋气，还原时呼吸。
腹部始终保持紧绷，抬手时侧腹的紧绷感会变得更强烈。
身体保持水平，不可侧向旋转。
手离地即可，不用向前伸
完成时间：20 秒 / 组
完成次数：不限 / 组

◎ 常见错误

身体左右晃动幅度过大

▎3.3.14 波比跳

运动步骤
Movement steps ▼

①双脚与肩同宽站立，俯身下蹲，双手撑地与肩同宽，同时双腿向后跳跃伸直，屈肘，身体触地。② 双手先推起上半身。③ 再将双腿快速向腹部收回。④ 起身跳跃。⑤ 双手在头上方击掌之后迅速俯身下蹲，没有站立过程。

①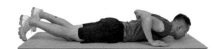

②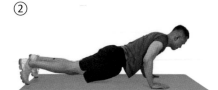

③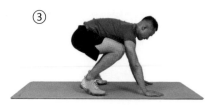

④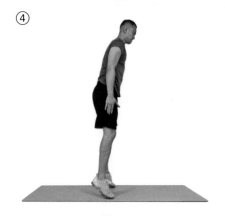

⑤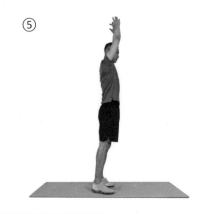

◎ 动作要领

按自己的节奏呼吸。
全程收紧腹部，加快伸腿收腿的动作速度。
全身发力参与，几次动作后心跳、呼吸速度加快。
尽力向高处跳
完成时间：20 秒 / 组
完成次数：不限 / 组

◎ 常见错误

身体松散；伸腿时塌腰

▎3.3.15 缓冲深蹲

运动步骤
Movement steps ▼

① 双脚分开略宽于肩，脚尖稍微外展。② 屈髋下蹲，大腿平行于地面的同时双臂向前平举至水平，掌心朝下，膝盖与脚尖方向一致，腰背挺直。③ 发力向上跳起，同时双脚并拢，双手收回身体两侧。④ 再次向上跳起，同时分开双腿。⑤ 落地屈膝下蹲缓冲。⑥ 双臂向前平举，至起始位置。

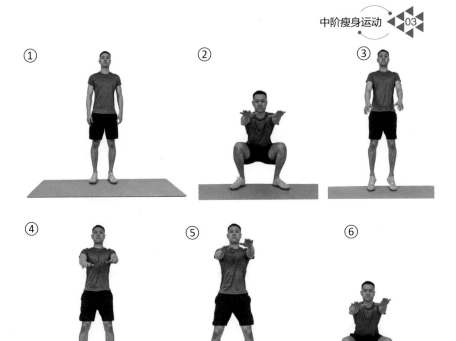

◎ 动作要领

跳起时呼气，下蹲时吸气。
大腿前侧有酸胀感。
下蹲时保持腰背挺直，臀部向后伸
完成时间：20 秒 / 组
完成次数：不限 / 组

◎ 常见错误

下蹲时弓腰，身体过于前探

▌3.3.16　释手俯卧撑

运动步骤
Movement steps

　　① 手脚支撑在垫子上，腰背挺直，从侧面看身体呈一条直线，双手撑于胸部两侧，间距与肩同宽。②～④ 屈臂俯身至胸部接触地面。⑤～⑦ 双手撑地，伸臂起身还原。⑧ 重复俯卧撑动作。

①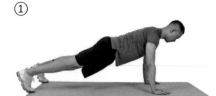

②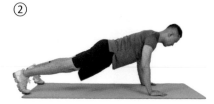

③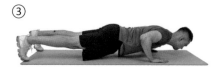

④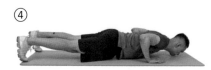

⑤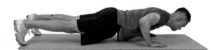

⑥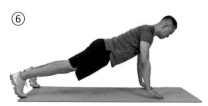

⑦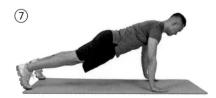

⑧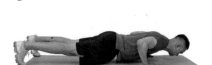

◎ 动作要领

下落时吸气，撑起时呼气。
胸部、肩前部和大臂后侧有酸胀感。
全程保持腰背挺直。
肘关节要伸直，但不要超伸锁死。
下落时要保持肌肉张力，轻柔落地
完成时间：20 秒 / 组
完成次数：不限 / 组

◎ 常见错误

伸臂时肘关节超伸锁死；训练过程
中塌腰或撅臀；下落时速度过快

3.3.17 平板支撑转体

①肘部支撑在瑜伽垫上，双脚分开与肩同宽，小臂水平放置，身体保持呈一条直线。② 腹部、肩部同时发力转体，同时将该侧手臂展开伸直，略作停顿。③ 再回到起始位置。④～⑧ 向另一侧发力转体，身体转到侧面时，支撑地面的手臂绷紧肩部，用力将身体撑高。

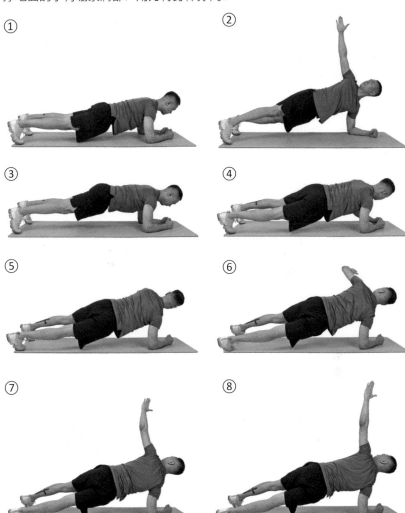

◎ 动作要领

手向上伸展时呼气，还原时吸气。
整个动作过程中，核心保持紧绷。
转体时，支撑一侧的肩部保持高度紧绷
完成时间：20 秒／组
完成次数：不限／组

◎ 常见错误

塌腰

3.3.18　左侧单腿硬拉

运动步骤
Movement steps ▼

　　① 身体保持直立，微收腹。② 重心移到左侧，左腿微屈，右腿向后抬起，上身挺直并向前屈，使躯干与右腿保持在同一条直线上，尽可能与地面平行，双手自然下垂，手指伸直。③ 保持片刻。④～⑥ 起身还原，还原时躯干与右腿迅速还原到初始位置，动作全程保持腰背挺直。⑦、⑧ 重复上述动作。

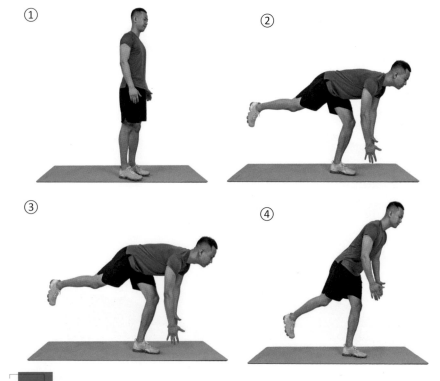

①　②　③　④

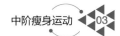

⑤

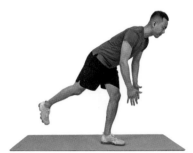

⑥

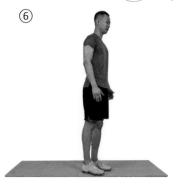

⑦

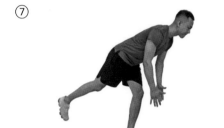

⑧

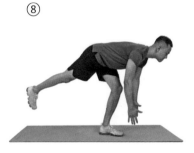

◎ 动作要领

前屈时吸气，起身时呼气。
左侧臀部和大腿后侧有收缩感。
腹部用力收紧
完成时间：20 秒 / 组
完成次数：不限 / 组

◎ 常见错误

身体倾斜

▎ 3.3.19　右侧单腿硬拉

运动步骤
Movement steps ▼

　　① 身体保持直立，微收腹。② 重心移到右侧，右腿微屈，左腿向后抬起，上身挺直并向前屈，使躯干与左腿保持在同一条直线上，尽可能与地面平行，双手自然下垂，手指伸直。③ 保持片刻。④～⑥ 起身还原，还原时躯干与左腿迅速还原到初始位置，动作全程保持腰背挺直。⑦、⑧ 重复上述动作。

①

②

③

④

⑤

⑥

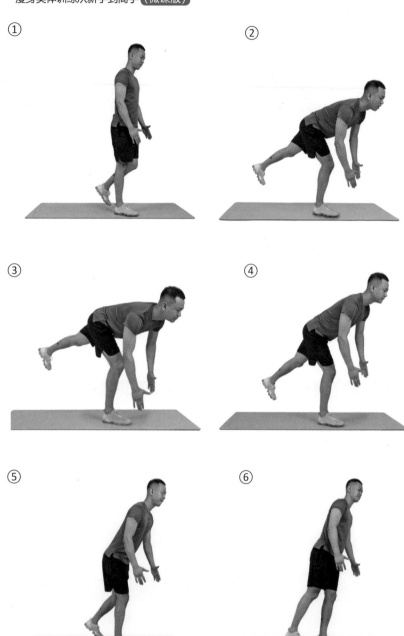

⑦ 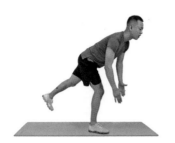　　⑧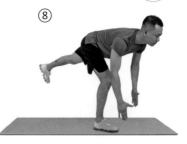

◎ 动作要领

前屈时吸气，起身时呼气。
右侧臀部和大腿后侧有收缩感。
腹部用力收紧
完成时间：20 秒 / 组
完成次数：不限 / 组

◎ 常见错误

身体倾斜

▌ 3.3.20　支撑转体踢腿

运动步骤
Movement steps ▼

　　① 屈膝仰撑在瑜伽垫上。② 双膝不要着地。③ 一侧腿向对侧扭转并尽可能向身体侧上方踢出，踢腿时腹肌有强烈收缩感。④ 将身体随腿完全扭转，同时目光跟随踢出的腿移动；腿踢之后略作停顿，然后回到起始位置。⑤ 换另一侧腿踢出。

① 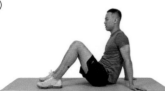　　②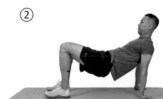

③ 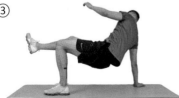　　④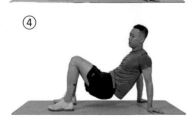

⑤

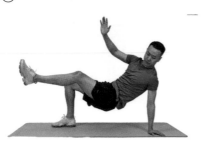

◎ 动作要领

踢腿时呼气，还原时吸气。
转体时，腹肌有明显收缩感，幅
度越大收缩感越强烈
完成时间：20 秒 / 组
完成次数：不限 / 组

◎ 常见错误

动作过快

3.3.21 前后交叉小跳

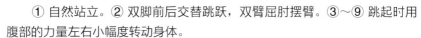

运动步骤
Movement steps

① 自然站立。② 双脚前后交替跳跃，双臂屈肘摆臂。③～⑨ 跳起时用腹部的力量左右小幅度转动身体。

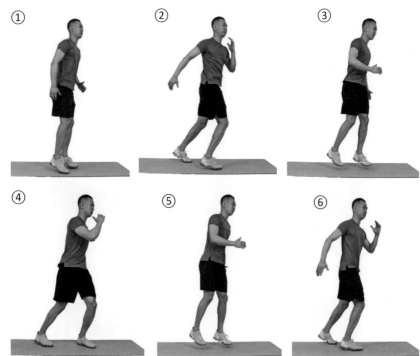

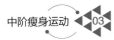

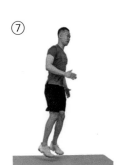

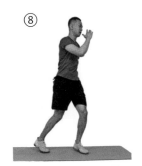

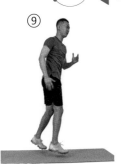

◎ **动作要领**

全程保持均匀呼吸。
动作尽可能轻松流畅。
四肢关节放松，用腰腹肌肉收缩
发力轻轻转动身体
完成时间：20 秒 / 组
完成次数：不限 / 组

◎ **常见错误**

手臂、双腿主动发力

▌ 3.3.22 支撑收腹跳

运动步骤
Movement steps ▼

　　① 俯撑在瑜伽垫上，双脚分开与肩同宽。② 腹部发力收回双腿，脚尖轻轻点地，同时抬高臀部，膝盖尽可能不弯曲。③ 立即后撤跳回起始位置。④～⑧重复上述动作。

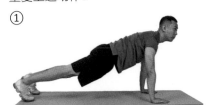

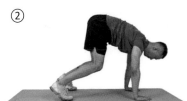

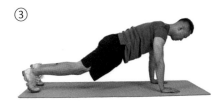

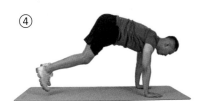

⑤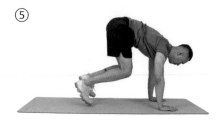

⑥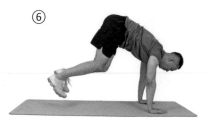

⑦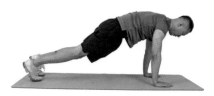

⑧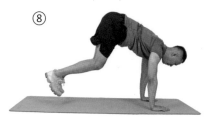

◎ 动作要领

向前跳时呼气，后撤跳时吸气。
腹部有收缩发力感。
后撤跳时收紧腰腹核心，至俯撑
位时保持身体呈一条直线
完成时间：20 秒 / 组
完成次数：不限 / 组

◎ 常见错误

后撤跳至俯撑位时塌腰

3.3.23 三连蹲

运动步骤
Movement steps ▼

① 自然站立。② 双手交叉相握，
腰背挺直，臀部发力，先做深蹲。③
右腿伸向左后方处。④ 再次下蹲。
⑤ 恢复起始姿势。⑥、⑦ 换左腿伸
向右后方处。重复下蹲动作。

①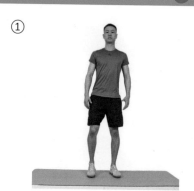

②
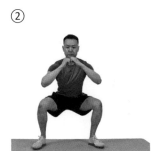

③
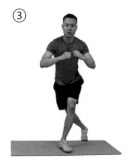

④
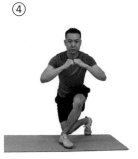

⑤
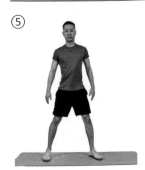

⑥
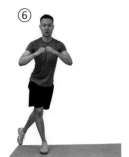

⑦
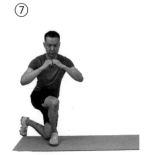

◎ 动作要领

下蹲时吸气，起身时呼气。
感受臀部和大腿内侧的收缩感。
每一次下蹲都要保持膝盖不超过
脚尖
斜向下蹲时，后侧腿尽可能往侧
面的远处伸
完成时间：20秒／组
完成次数：不限／组

◎ 常见错误

大腿前侧发力过于明显

▌3.3.24 手触地跳跃

运动步骤
Movement steps ▼

① 双脚微微分开，自然站立，双臂垂于体侧。② 屈膝小跳。③ 落地的
同时屈髋下蹲，下蹲时双脚比肩略宽，双手轻轻触地。④ 发力跳起。⑤ 回到
起始状态。侧面特写，如⑥～⑩。

①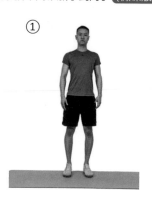

②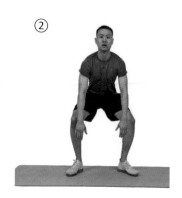

③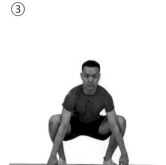

④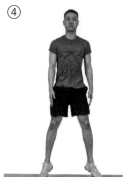

⑤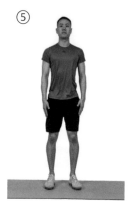

◎ 动作要领

起跳时呼气，下蹲时吸气。
下蹲时臀部和大腿前侧有轻微牵
拉感，起跳时臀腿收缩发力腰背
始终挺直，动作轻盈，带有弹性。
保持背部挺直，双手下垂即可，
不必勉强摸到地
完成时间：20 秒 / 组
完成次数：不限 / 组

◎ 常见错误

弯腰摸地

⑥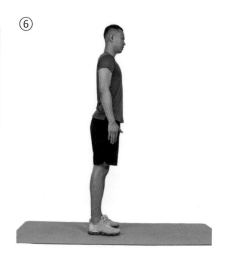

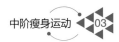

⑦

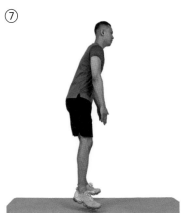

⑧

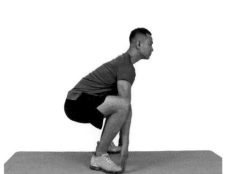

⑨

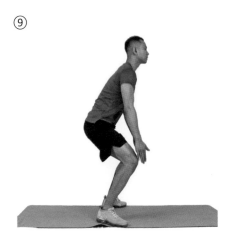

⑩

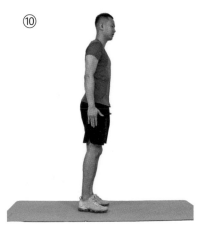

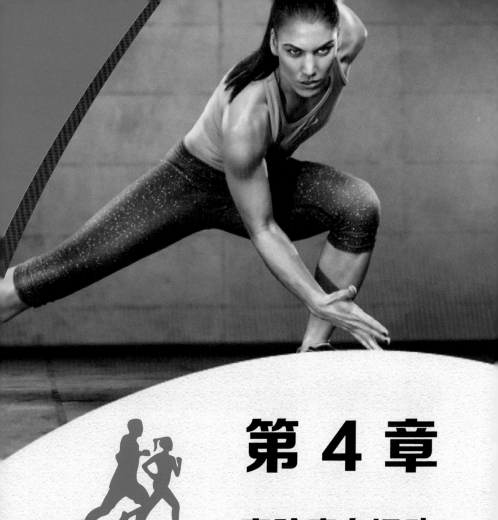

第4章

高阶瘦身运动

对于身体素质出色、健身经验丰富的人来说，强度较低的运动已经无法满足他们的训练需求，必须进一步加大运动强度。本章主要介绍高阶瘦身运动，训练强度相对较高，适合有一定健身基础的训练者。其中有部分动作需要借助小器械。

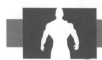

4.1　挑战自我：高难度徒手减脂

　　每个人的体质不同，所能承受的运动负荷也不同，找到适合自己的运动强度和运动量，锻炼才会更加安全有效。

　　如果运动强度过高，容易对身体产生一定的危害。而运动强度太低，又起不到减脂的作用。总而言之，在一个合理强度内训练，不仅能让自己感觉不痛苦，从而更好地让自己能够坚持下去，还能拥有一个很好的健身效果。

　　对于具体强度和训练量的选择，以自身感受为首要标准，量力而行，循序渐进，微量递增。如果你能轻松完成中阶瘦身运动，那么就可以尝试加大训练强度，学习以下高难度徒手减脂动作。

　　本训练动作强度较高，可以根据自己的情况每周练习 3 ～ 4 次，两轮练习之间休息 1 ～ 2 天。每个动作练习完成后，可休息 20 秒。如果有呼吸不畅的感觉，可自行延长间歇时间。

▌4.1.1　仰卧起跳

运动步骤
Movement steps ▼

　　① 自然站立在瑜伽垫上，下蹲的同时重心后移，臀部触碰瑜伽垫后伸展身体，仰卧在瑜伽垫上，仰卧时手脚不能落地，腹肌保持张力。② 四肢和腹部一起发力收缩身体，重心移到双脚，站起身并向上跳跃，手臂伸直后摆。③ 落地屈膝缓冲下蹲的同时重心后移，做下一次仰卧起跳，尽可能跳得更高。

①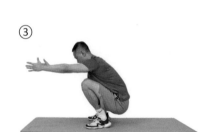

②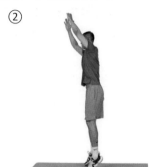

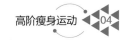

◎ 动作要领

按自己的节奏呼吸。
全身一起瞬间发力，利用身体惯性起跳。
仰卧时不用完全躺下，身体呈坐姿后仰即可
完成时间：1 分 / 组
完成次数：15 次 / 组

◎ 常见错误

腹肌力量不足，只能先收腿再起身

▍4.1.2　波比跳箭步蹲

运动步骤
Movement steps ▼

　　① 箭步蹲跳两次，落地下蹲时上半身与地面垂直，蹲至双膝均呈 90°角，后侧腿膝盖不着地；跳跃时双臂交替摆动来帮助身体起跳，并在空中迅速换腿。② 第二次箭步蹲跳后跳跃回原位，同时俯身下蹲，双手撑地与肩同宽，双腿向后跳跃伸直；屈肘，身体触地。③ 双手先推起上半身，再将双腿快速向腹部收回，起身跳跃，同时双腿前后打开，做下一轮的两次箭步蹲跳，没有站立过程。

①

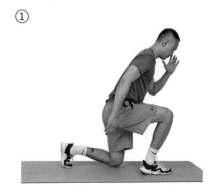

②

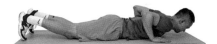

③

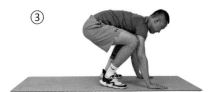

◎ 动作要领

按自己的节奏呼吸。

全身发力参与，几次动作后心跳、呼吸速度加快。

箭步蹲跳时身体尽可能有弹性地跳跃，双腿同时发力收缩。

全程收紧腹部，加快伸腿收腿的动作速度

完成时间：1 分 / 组

完成次数：12 次 / 组

◎ 常见错误

身体松散，伸腿时塌腰；
箭步蹲时重心偏向前侧腿

4.1.3 左侧箭步提膝跳

运动步骤
Movement steps

① 腰背挺直，身体前倾，右腿屈膝向前，左腿屈膝向后，前脚掌踩地。
②～④ 左腿快速蹬地提膝，右腿发力上跳，右臂屈臂前摆，左臂后摆至躯干处。

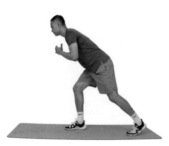

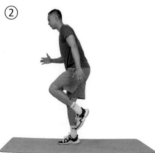

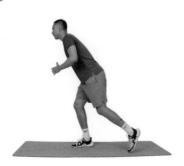

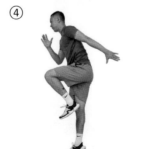

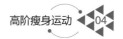

◎ **动作要领**

手摸地吸气，提膝跳起呼气。
全身发力参与，几次动作后心跳、
呼吸速度加快
完成时间：1 分 / 组
完成次数：15 次 / 组

◎ **常见错误**

左腿没有蹬地

4.1.4 右侧箭步提膝跳

运动步骤
Movement steps

① 腰背挺直，身体前倾，左腿屈膝向前，右腿屈膝向后，前脚掌踩地。
②～④ 右腿快速蹬地提膝，左腿发力上跳，左臂屈臂前摆，右臂后摆至躯干处。

①

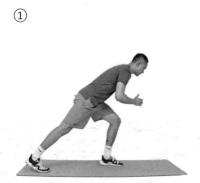

②

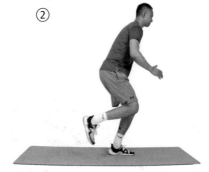

③

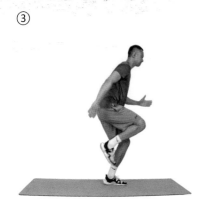

④

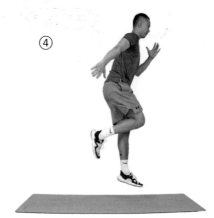

◎ 动作要领

手摸地吸气，提膝跳起呼气。
全身发力参与，几次动作后心跳、
呼吸速度加快
完成时间：1 分 / 组
完成次数：15 次 / 组

◎ 常见错误

右腿没有蹬地

4.1.5　左侧下犬式收腹

运动步骤
Movement steps

① 伏身支撑，身体向后变成下犬式。② 左腿向后踢，略微停顿。③ 身体前移返回，同时收左腿收腹，稍作停顿后还原。

①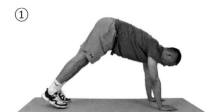

②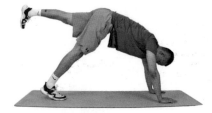

③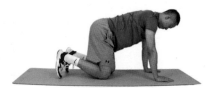

◎ 动作要领

后踢腿时吸气，收腿收腹时呼气。
全身发力参与，几次动作后心跳、
呼吸速度加快。
保证收腿收腹时腿部离地
完成时间：1 分 / 组
完成次数：15 次 / 组

◎ 常见错误

收腿收腹时腿部着地

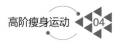

4.1.6 右侧下犬式收腹

① 伏身支撑，身体向后变成下犬式。② 右腿向后踢，略微停顿。③ 身体前移返回，同时收右腿收腹，稍作停顿后还原。

①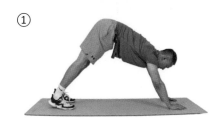

②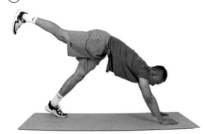

③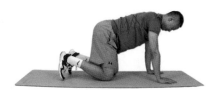

◎ 动作要领

后踢腿时吸气，收腿收腹时呼气。全身发力参与，几次动作后心跳、呼吸速度加快。
保证收腿收腹时腿部离地
完成时间：1 分 / 组
完成次数：15 次 / 组

◎ 常见错误

收腿收腹时腿部着地

4.1.7 动态平板支撑收腹跳

① 双臂俯撑在瑜伽垫上，双脚分开与肩同宽，身体绷紧成一条直线。② 收腹起跳。③ 臀部抬高，双脚向前收，脚尖轻轻点地。④ 迅速回到俯撑状态。

①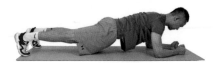

②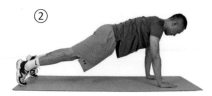

③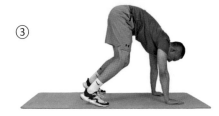

④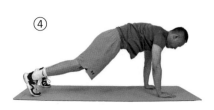

◎ 动作要领

双手交替下落撑起时憋气，收腹跳时呼气，还原时吸气。
双手交替下落撑起时，侧腹有强烈的紧绷感。
收腹跳时，要用腹肌的力量弹起身体
完成时间：1 分 / 组
完成次数：15 次 / 组

◎ 常见错误

收腹前跳时用腿发力，导致双腿过于疲劳

4.1.8 左侧单腿深蹲

运动步骤
Movement steps ▼

　① 左腿单腿站立，双臂向前平举至水平，拳心相对。② 左腿屈膝下蹲至最低点，膝盖与脚尖方向一致，同时背部尽可能挺直。下蹲过程中右腿始终保持伸直，蹲到底时右腿与地面平行，右脚全程不着地。略作停顿后，左腿发力站起。

◎ 动作要领

下蹲时吸气，站起时呼气。
站起时，臀部和大腿前侧有强烈的收缩感。
下蹲时，臀部会有一定的牵拉感
完成时间：1 分 / 组
完成次数：15 次 / 组

◎ 常见错误

容易摔倒

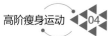

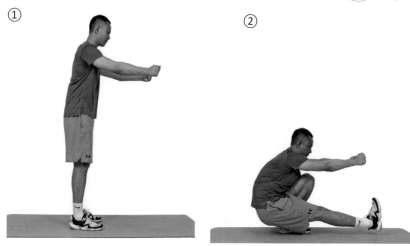

4.1.9 右侧单腿深蹲

① 右腿单腿站立，双臂向前平举至水平，拳心相对。②～④ 右腿屈膝下蹲至最低点，膝盖与脚尖方向一致，同时背部尽可能挺直；下蹲过程中左腿始终保持伸直，蹲到底时左腿与地面平行，左脚全程不着地。⑤ 略作停顿后，右腿发力站起。

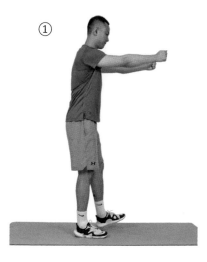

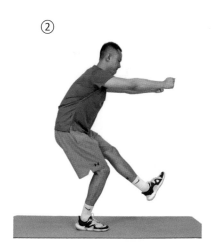

③

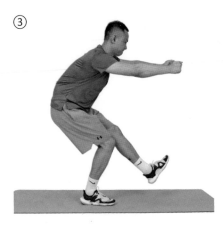

④

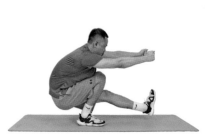

⑤

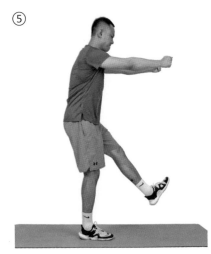

◎ 动作要领

下蹲时吸气，站起时呼气。
站起时，臀部和大腿前侧有强烈
的收缩感。
下蹲时，臀部会有一定的牵拉感
完成时间：1 分 / 组
完成次数：15 次 / 组

◎ 常见错误

容易摔倒

4.1.10　左侧单腿硬拉提膝

运动步骤
Movement steps

　　① 身体保持直立，微收腹，重心移到左侧。② 左腿微屈，右腿向后抬起。③ 上身挺直并向前屈。④ 使身体与右腿保持在同一直线上，尽可能与地面平行。⑤～⑦ 还原，快速向上提起右腿。

①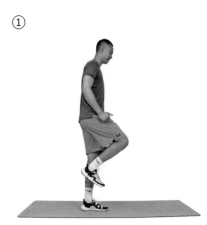

②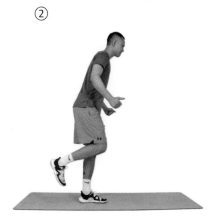

③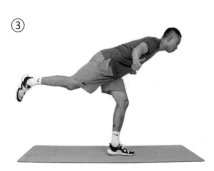

④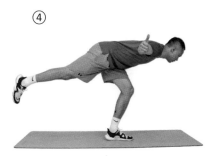

⑤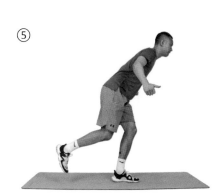

⑥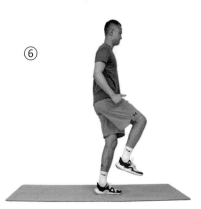

⑦

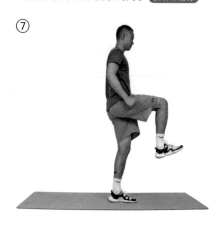

◎ 动作要领

缓慢均匀呼吸，用力时可呼气。
左腿后侧和臀部有明显收缩感
完成时间：1 分 / 组
完成次数：15 次 / 组

◎ 常见错误

骨盆倾斜和膝关节晃动

4.1.11 右侧单腿硬拉提膝

运动步骤
Movement steps

① 身体保持直立，微收腹，重心移到右侧。② 右腿微屈，左腿向后抬起。③ 上身挺直并向前屈。④ 使身体与左腿保持在同一直线上，尽可能与地面平行。⑤～⑦ 还原，快速向上提起左腿。

①

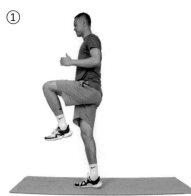

②

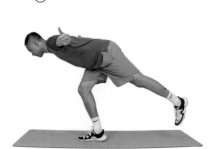

◎ 动作要领

缓慢均匀呼吸，用力时可呼气。
右腿后侧和臀部有明显收缩感
完成时间：1 分 / 组
完成次数：15 次 / 组

◎ 常见错误

骨盆倾斜和膝关节晃动

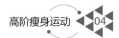

③

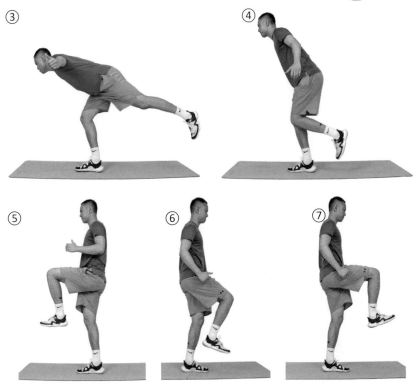

④

⑤ ⑥ ⑦

▌4.1.12 左侧库克臀桥

运动步骤
Movement steps ▼

① 仰卧在瑜伽垫上。② 双手抱住右膝盖，防止骨盆前后转动。③～⑤发力将臀部抬起至左大腿与腹部齐平，臀部抬起时上背部支撑地面，动作过程中双手用力往回拉右腿。

①

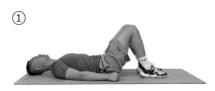

②

③

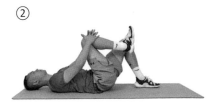

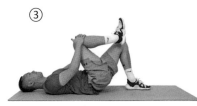

④ 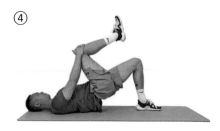 ⑤

◎ 动作要领

抬臀时呼气，下落时吸气。
支撑腿的臀部有明显收缩发力感
完成时间：1 分 / 组
完成次数：15 次 / 组

◎ 常见错误

抬不起来

▌4.1.13　右侧库克臀桥

运动步骤
Movement steps

① 仰卧在瑜伽垫上。② 双手抱住左膝盖，防止骨盆前后转动。③～⑤
发力将臀部抬起至右大腿与腹部齐平，臀部抬起时上背部支撑地面，动作过
程中双手用力往回拉左腿。

① 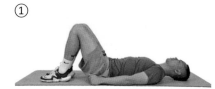 ②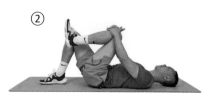

③ 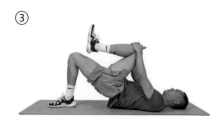 ④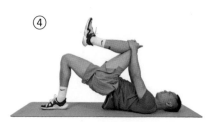

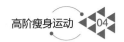

⑤

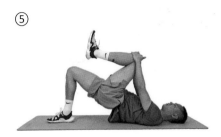

◎ 动作要领

抬臀时呼气，下落时吸气。
支撑腿的臀部有明显收缩发力感
完成时间：1 分 / 组
完成次数：15 次 / 组

◎ 常见错误

抬不起来

4.1.14 左腿翘曲仰卧转体

运动步骤
Movement steps

① 躺于瑜伽垫上，手臂屈肘放在头部两侧，右腿屈膝放在地面上，左腿脚踝放在右大腿前侧。② 腹肌发力起身。③～⑤ 身体头部、肩部、上背部、下背部依次离地做卷腹，至最高点后躯干交替向两侧做转体。⑥ 下放时下背部、上背部、肩部、头部依次着地。

① 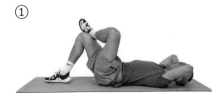 ②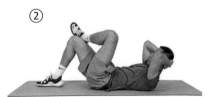

③ 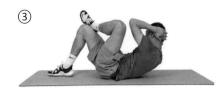 ④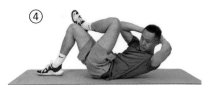

⑤ 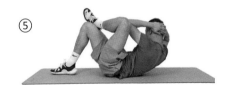 ⑥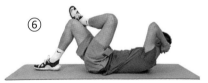

◎ 动作要领

下落时吸足一口气，卷腹时呼一半，转体时再呼尽。
卷起时，腹部有收缩挤压感；
转动身体时，腹肌沿斜对角方向有再次收缩挤压感
完成时间：1 分 / 组
完成次数：15 次 / 组

◎ 常见错误

主动把手肘往前伸

4.1.15　右腿翘曲仰卧转体

运动步骤
Movement steps

① 躺于瑜伽垫上，手臂屈肘放在头部两侧，左腿屈膝放在地面上，右腿脚踝放在左大腿前侧。② 腹肌发力起身。③～⑤ 身体头部、肩部、上背部、下背部依次离地做卷腹，至最高点后躯干交替向两侧做转体。⑥ 下放时下背部、上背部、肩部、头部依次着地。

①
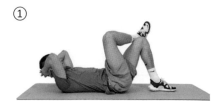

②
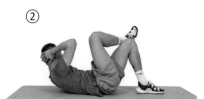

③
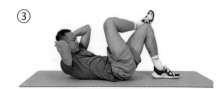

④
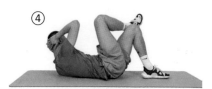

⑤
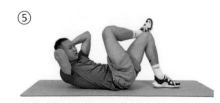

⑥
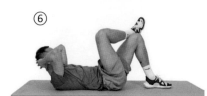

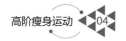

<table>
<tr><td>

◎ 动作要领

下落时吸足一口气，卷腹时呼一半，转体时再呼尽。
卷起时，腹部有收缩挤压感；
转动身体时，腹肌沿斜对角方向有再次收缩挤压感
完成时间：1分/组
完成次数：15次/组

</td><td>

◎ 常见错误

主动把手肘往前伸

</td></tr>
</table>

4.1.16　反向卷腹举腿

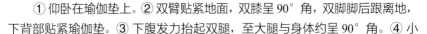

运动步骤
Movement steps

① 仰卧在瑜伽垫上。② 双臂贴紧地面，双膝呈90°角，双脚脚后跟离地，下背部贴紧瑜伽垫。③ 下腹发力抬起双腿，至大腿与身体约呈90°角。④ 小腿垂直于地面时，发力抬起臀部，小腿垂直于地面向上抬。⑤ 至最高点略作停顿，然后回到起始位置。

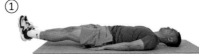

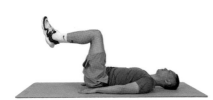

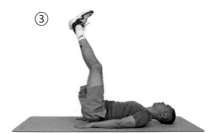

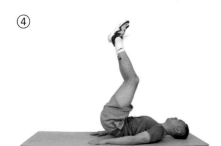

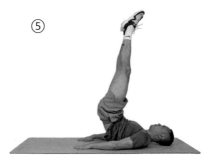

◎ 动作要领

抬腿时呼气，下放时吸气。
向上抬时，腹部有明显的收缩发
力感，下腹部尤甚。
身体有弹性地收缩伸展。
下放时下背部始终贴紧瑜伽垫
完成时间：1 分 / 组
完成次数：15 次 / 组

◎ 常见错误

下放时下背部离地，导致后腰疼痛

4.1.17　仰卧风车

运动步骤
Movement steps

① 仰卧在瑜伽垫上，双臂打开
贴紧地面固定上半身，双腿离地，扭
转向一侧。②～⑤ 双腿尽量绷紧伸
直，勾起脚尖，左右来回旋转摆动。
腿部特写如⑥～⑨。

①
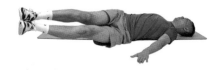

②
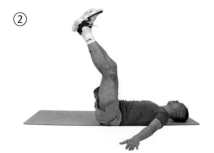

③
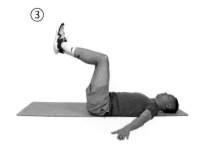

④
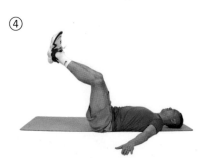

⑤
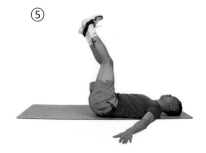

⑥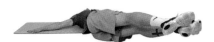

⑦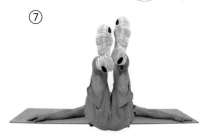

⑧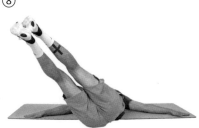

⑨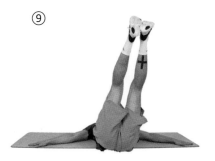

◎ 动作要领

抬腿时呼气，下放时吸气。
抬腿转动时，腹肌有明显收缩感。
腿下放时，腹部出现轻微牵拉感
完成时间：1 分 / 组
完成次数：10 次 / 组

◎ 常见错误

动作过快

4.1.18 仰卧举腿

运动步骤
Movement steps ▼

① 仰卧在瑜伽垫上。② 双臂贴紧地面。③ 大腿与身体约呈 110° 角。④ 小腿垂直于地面，重心位于中背部。⑤ 下腹发力抬起臀部，小腿垂直于地面向上抬。⑥ 至最高点略作停顿，回到起始位置。

①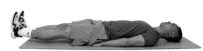

②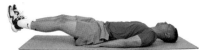

③ 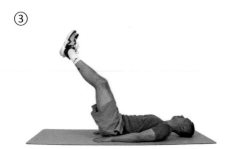 ④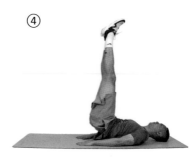

⑤ 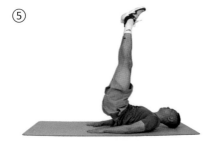 ⑥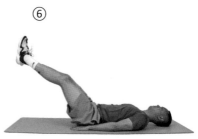

◎ 动作要领

抬腿时呼气，下放时吸气。
向上抬时，腹部有明显的收缩发
力感，下腹部尤甚。
身体有弹性地收缩伸展
完成时间：1 分 / 组
完成次数：20 次 / 组

◎ 常见错误

用力蹬腿带起臀部

4.1.19 腰侧俯卧撑

运动步骤
Movement steps ▼

① 身体俯卧，双手撑于瑜伽垫
上，腰背挺直，从侧面看身体成一条
直线，双手撑于腰部两侧，间距与肩
同宽，指尖朝外45°，手指微屈抓地，
夹紧肩胛骨。② 屈臂俯身至肘关节
略高于躯干。③～⑤伸臂起身还原。

①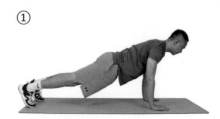

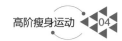

②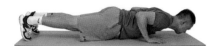

③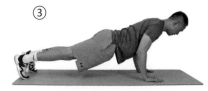

④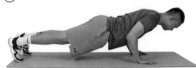

⑤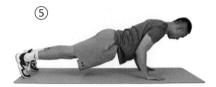

◎ **动作要领**

屈臂吸气，伸臂呼气。
胸部、肩前部和大臂后侧有酸胀感。
肘关节要伸直，但不要超伸锁死。
全程保持腰背挺直
完成时间：1 分 / 组
完成次数：20 次 / 组

◎ **常见错误**

伸臂时肘关节超伸锁死；训练过程中塌腰或撅臀

▌4.1.20　钻石俯卧撑

运动步骤
Movement steps ▼

① 俯卧撑于瑜伽垫上，腰背挺直，从侧面看身体成一条直线，双手撑于胸肌正下方，45°朝内，双手的拇指与食指呈三角形。② 屈臂俯身至肘关节略高于躯干。③ 伸臂起身还原。局部特写如④、⑤

①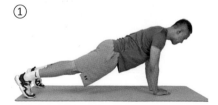

②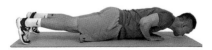

③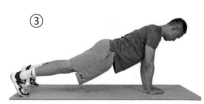

④
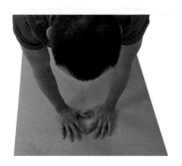

⑤
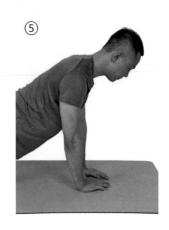

◎ 动作要领

屈臂时吸气，伸臂时呼气。
推起时上臂向内夹，胸部和上臂后侧有明显收缩感。
在最高点，胸部有强挤压感。
肩部全程保持紧绷
完成时间：1 分 / 组
完成次数：20 次 / 组

◎ 常见错误

伸臂时肘关节超伸锁死，训练过程中塌腰或撅臀

4.1.21　蜘蛛俯卧撑

运动步骤
Movement steps ▼

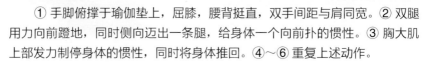

① 手脚俯撑于瑜伽垫上，屈膝，腰背挺直，双手间距与肩同宽。② 双腿用力向前蹬地，同时侧向迈出一条腿，给身体一个向前扑的惯性。③ 胸大肌上部发力制停身体的惯性，同时将身体推回。④～⑥ 重复上述动作。

①
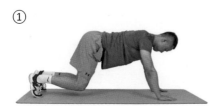

②
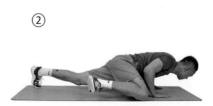

③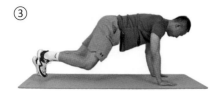

④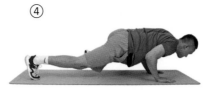

⑤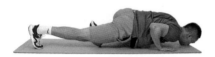

⑥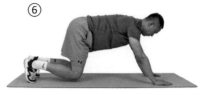

◎ **动作要领**

还原时吸气，蹬地时呼气，制动瞬间憋气。

停顿点，胸部和肩部保持持续绷紧，胸肌上部伴有强牵拉感。

推起时，胸部上侧有强收缩感

完成时间：1 分 / 组

完成次数：12 次 / 组

◎ **常见错误**

胸肌上侧受力太轻，动作强度不够

▌4.1.22　宽距俯卧撑

运动步骤
Movement steps ▼

① 双手间距 1.5 倍肩宽，手指向外旋转 45° 支撑，腰背挺直，从侧面看身体成一条直线。② 下落至胸大肌出现较强烈拉伸感。③ 伸臂起身还原。局部特写如④、⑤。

①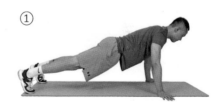

②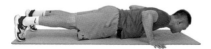

③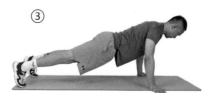

◎ 动作要领

屈臂时吸气，伸臂时呼气。

推起时上臂向内夹，胸部有明显收缩感；在最高点时，胸部有强烈紧绷感。

推起时上臂后侧辅助发力，有轻微收缩感；最低点时，胸部有较强牵拉感

完成时间：1 分 / 组

完成次数：20 次 / 组

◎ 常见错误

伸臂时肘关节超伸锁死；训练过程中塌腰或撅臀；手臂出现拉伸感

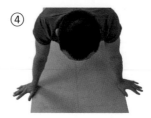

④

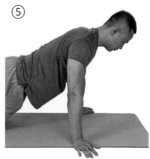

⑤

4.1.23　狮身人面俯卧撑

运动步骤
Movement steps

① 小臂撑于瑜伽垫上，腰背挺直，从侧面看身体成一条直线，双臂间距与肩同宽。② 大臂后侧发力，使手臂伸直，手掌撑地。③ 再还原至屈肘支撑。

①

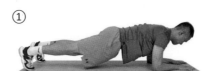

②

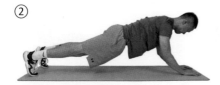

③

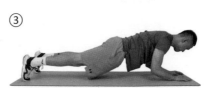

◎ 动作要领

屈臂吸气，伸臂呼气。

大臂后侧有酸胀感

完成时间：1 分 / 组

完成次数：15 次 / 组

◎ 常见错误

伸臂时肘关节超伸锁死；训练过程中塌腰或撅臀

4.1.24 左侧偏重俯卧撑

① 俯卧撑于瑜伽垫上，腰背挺直，从侧面看身体成一条直线。② 双手间距略大于肩宽，将右脚抬起转到身体另一侧，但要保证上身不要歪斜。③ 屈臂俯身至肘关节略高于躯干。④ 伸臂起身还原。

①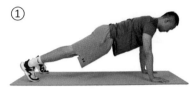

③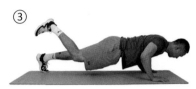

②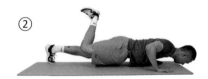

④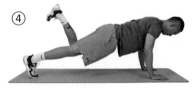

◎ 动作要领

下落时吸气，撑起时呼气。
胸部和大臂后侧有酸胀感，左侧
感觉更强烈
完成时间：1 分 / 组
完成次数：20 次 / 组

◎ 常见错误

伸臂时肘关节超伸锁死；训练过
程中塌腰或撅臀

4.1.25 右侧偏重俯卧撑

① 俯卧撑于瑜伽垫上，腰背挺直，从侧面看身体成一条直线。② 双手间距略大于肩宽，将左脚抬起转到身体另一侧，但要保证上身不要歪斜。③ 屈臂俯身至肘关节略高于躯干。④ 伸臂起身还原。

①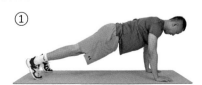

②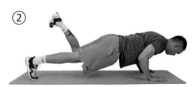

③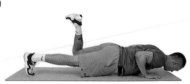

④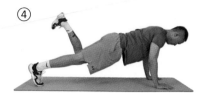

◎ 动作要领

下落时吸气，撑起时呼气。
胸部和大臂后侧有酸胀感，右侧
感觉更强烈
完成时间：1 分 / 组
完成次数：20 次 / 组

◎ 常见错误

伸臂时肘关节超伸锁死；训练过
程中塌腰或撅臀

4.1.26　背撑

运动步骤
Movement steps ▼

　　① 仰卧于瑜伽垫上，屈肘，手臂与躯干夹角呈 45°左右。② 靠肘部支撑，背部发力，使背部离开地面。③ 静止停顿。④ 缓慢还原，进行下一轮动作。

①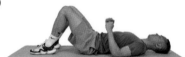

②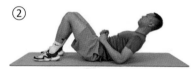

③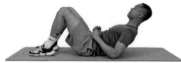

④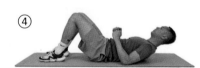

◎ 动作要领

自然呼吸。
背部及肩后侧有酸胀感
完成时间：30 秒
完成次数：1 次

◎ 常见错误

力量不足，只能弯腰起身

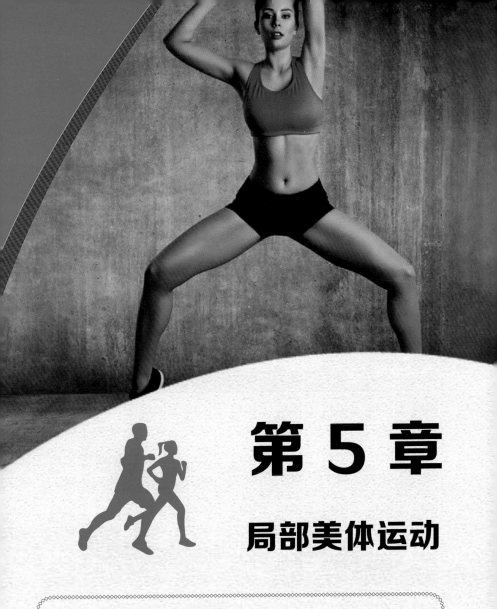

第5章

局部美体运动

每个人都希望拥有紧实匀称的身材，然而不少人都存在身体局部肥胖的问题，比如腰粗、腿粗和小肚腩等，虽然体重没有超标，但身材依旧不尽如人意。本章主要介绍局部美体运动，适合身体局部肥胖或者希望改善某部位肌肉线条的训练者。

5.1 人鱼线雕刻

人鱼线又名人鱼纹，正式学名为"腹外斜肌"，指的是男性腹部两侧接近骨盆上方的组成 V 形的两条线条，因其形似于鱼下部略收缩的形态，故称之为人鱼线。达·芬奇在《绘画论》中首次提出"人鱼线"作为"美"与"性感"的指标。不过近年来随着人们对人鱼线的追捧，很多爱美女性也晒出自己的人鱼线，声称人鱼线并非男性特有的生理现象。

本训练是针对人鱼线的专门训练方案，可隔天练习 1 次。训练前不要吃过多食物，避免饱腹，以免运动中出现腹部不适。训练时要仔细阅读运动步骤和动作要领，同一套动作标准与不标准对肌肉的刺激完全是两种效果。总之，想要练出人鱼线并不容易，其出现的前提是腹部皮脂较低，如果体脂较高，还要配合减脂类练习和饮食控制。

▎5.1.1 左侧屈膝侧支撑

运动步骤
Movement steps ▼

① 屈膝侧卧到瑜伽垫上，左肘弯曲支撑在垫子上。肘关节在肩膀的正下方，右手轻轻扶在右髋部。② 腹部和臀部收紧，将骨盆抬离垫子。③ 保持肩、髋、膝在同一平面内，眼睛看向前方。

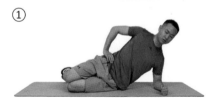

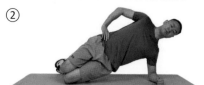

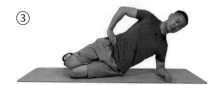

◎ 动作要领

自然呼吸，不憋气。
腹部和臀部收紧。
沉肩，挺胸收腹
完成时间：20 秒 / 组
完成次数：1 次 / 组，每天 1 组

◎ 常见错误

耸肩

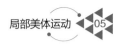

5.1.2 右侧屈膝侧支撑

运动步骤
Movement steps

① 屈膝侧卧到瑜伽垫上，右肘弯曲支撑在垫子上。② 肘关节在肩膀的正下方，左手轻轻扶在左髋部。③ 腹部和臀部收紧，将骨盆抬离垫子。④ 保持肩、髋、膝在同一平面内，眼睛看向前方。

①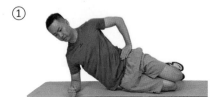

②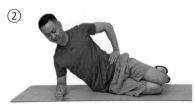

③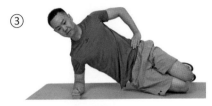

④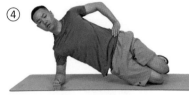

◎ 动作要领

自然呼吸，不憋气。
腹部和臀部收紧。
沉肩，挺胸收腹
完成时间：20 秒 / 组
完成次数：1 次 / 组，每天 1 组

◎ 常见错误

耸肩

5.1.3 支撑侧提膝

运动步骤
Movement steps

① 俯撑在瑜伽垫上，双手与肩同宽，肘部微屈，身体保持一条直线。② 将一侧膝盖提至身侧，同侧手臂屈肘向该侧膝盖方向贴近，目光注视该侧手臂。③ 略作停顿回到起始位置。④ 做另一侧的提膝。⑤ 回到起始位置。换腿重复提膝动作。

①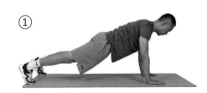

② 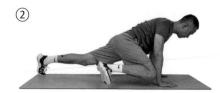 ③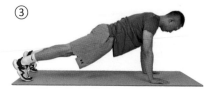

④ 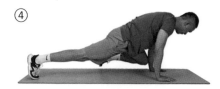 ⑤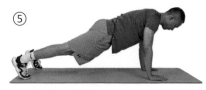

◎ 动作要领

提膝时呼气，还原时吸气。
腹部始终保持紧绷感，提膝时挤
压侧腹的肌肉。
提膝时身体朝侧面弯曲
完成时间：1 分 / 组
完成次数：16 次 / 组，每天 1 组

◎ 常见错误

身体挺得太直，导致腹肌收缩不完全

▌ 5.1.4　仰卧交替抬腿

运动步骤
Movement steps ▼

　　① 仰卧在瑜伽垫上，下背部用力贴紧地面，双腿伸直，勾起脚尖。②～④
双腿交替在与地面呈 45°角和 70°角的区间内抬起落下。

① 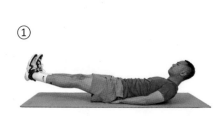 ②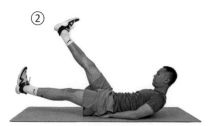

③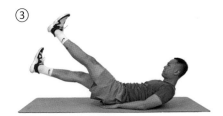

④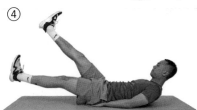

◎ **动作要领**

全程保持均匀呼吸。
保证上身固定。
整个腹肌始终保持紧绷感，动作
持续越久，腹肌灼烧感越强烈
完成时间：20 秒 / 组
完成次数：10 次 / 组，每天 1 组

◎ **常见错误**

为追求动作快而摆动身体，导致
腿部肌肉感觉变强

▌5.1.5　单腿屈腿两头起

运动步骤
Movement steps ▼

　①屈膝躺在瑜伽垫上。②卷腹起
身，双手用力前伸，同时提起左膝，
小腿保持与地面平行，另一侧腿不能
离地。③回到起始姿势。④再提起右
膝。⑤回到起始姿势。准备下一轮动作。

①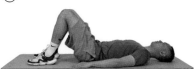

②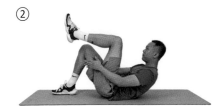

③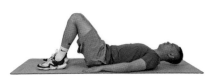

④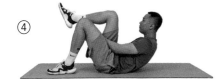

⑤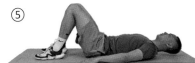

◎ 动作要领

抬腿时呼气，下放时吸气。
发力时，腹部有强收缩感，抬腿
侧更强。
腰部始终放松，不应有紧绷感
完成时间：1 分 / 组
完成次数：15 次 / 组，每天 1 组

◎ 常见错误

另一侧腿离地

5.1.6 屈膝收腹

运动步骤
Movement steps ▼

　　①后仰坐于瑜伽垫上，臀部着地，手臂后伸撑地，双腿微屈，腹肌绷紧稳定身体。
②收腿，同时收腹，身体微屈。③回到起始姿势。④重复屈膝收腹动作。

①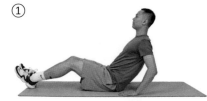

②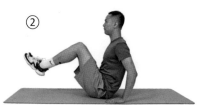

③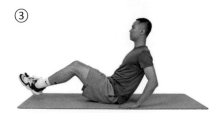

④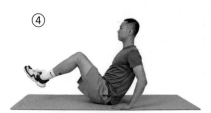

◎ 动作要领

伸腿时吸气，收腿时呼气。
腹部有酸胀感。
尽可能用腹部发力，增大背部弯
曲的幅度
完成时间：1 分 / 组
完成次数：15 次 / 组，每天 1 组

◎ 常见错误

用手臂支撑身体，背部挺得太直

5.1.7 倒蹬车

① 仰卧在瑜伽垫上，双臂贴紧地面。②～⑥ 双脚交替屈伸，感觉是在向后蹬一辆自行车，动作尽量缓慢，不可用力蹬腿，下背部始终贴紧地面。

①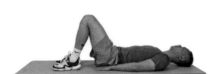

②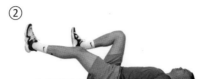

③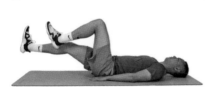

④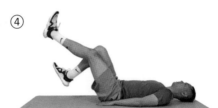

⑤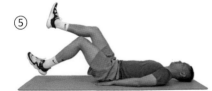

⑥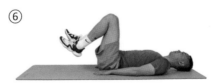

◎ 动作要领

全程保持均匀呼吸。
每一次蹬直腿时腹部都会产生强烈的紧绷感，但腰部不应该有紧绷疼痛感
完成时间：30 秒 / 组
完成次数：15 次 / 组，每天 1 组

◎ 常见错误

下背部离地，导致后腰疼痛

5.1.8 屈腿两头起

① 躺于瑜伽垫上，双腿屈膝。② 双手放于头部两侧。③～⑤ 卷腹时臀部与双肩、上背同时离地。⑥ 回到起始姿势。进行下一轮动作。

①
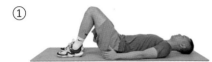

②
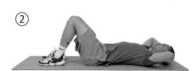

③
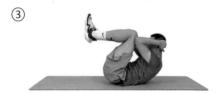

④
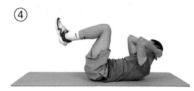

⑤
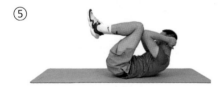

⑥
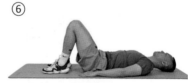

◎ 动作要领

"两头"指的是肩和臀，手臂和腿只是跟随它们移动。
腰部贴紧地面，抬起肩和臀后身体的支撑点位于腰部
完成时间：30 秒 / 组
完成次数：8 次 / 组，每天 1 组

◎ 常见错误

腰部无法贴地

5.1.9 V 字支撑转体

① 坐于瑜伽垫上，腰腹部收紧，背部始终挺直。②、③ 转动双肩将手伸出，转动骨盆将腿收回。④ 回到起始姿势。进行下一轮动作。

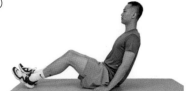
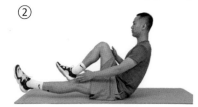

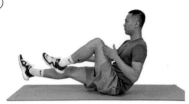
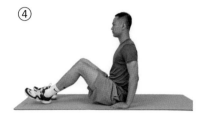

◎ 动作要领

回正时吸气，摸脚时呼气。
腹肌始终有紧绷感。
转体时，腹部对角线有收缩挤压感
完成时间：1 分 / 组
完成次数：16 次 / 组，每天 1 组

◎ 常见错误

坐得太直，腹肌感觉较弱

5.1.10　90° 卷腹

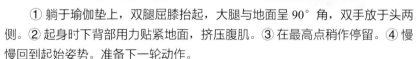

运动步骤
Movement steps

　　① 躺于瑜伽垫上，双腿屈膝抬起，大腿与地面呈 90° 角，双手放于头两侧。② 起身时下背部用力贴紧地面，挤压腹肌。③ 在最高点稍作停留。④ 慢慢回到起始姿势。准备下一轮动作。

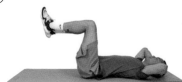

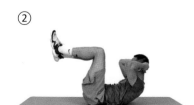

③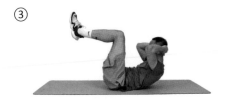

④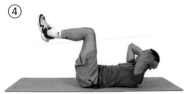

◎ 动作要领

下落时吸气，起身时呼气。
双腿处于放松状态。
卷起时，腹部有明显收缩发力感，
上腹更加强烈。
下巴始终贴紧颈部，想象头、颈、
胸是一个整体在运动
完成时间：1 分 / 组
完成次数：15 次 / 组，每天 1 组

◎ 常见错误

用力伸头，导致颈部疼痛

5.1.11　左侧卷腹抬腿

运动步骤
Movement steps ▼

①侧卧于瑜伽垫上，右臂伸直贴紧地面稳定身体。②抬腿的同时身体用力向左侧卷，拉近手肘与大腿的距离。③回到起始姿势。④进行下一轮动作。

①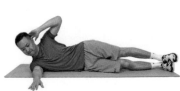

②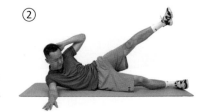

③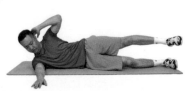

④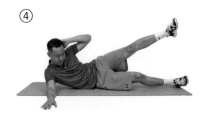

◎ 动作要领

下落时吸气，卷腹时呼气。
卷腹和抬腿时腹部左侧有挤压感
完成时间：1 分 / 组
完成次数：12 次 / 组，每天 1 组

◎ 常见错误

向前卷腹

5.1.12 右侧卷腹抬腿

运动步骤
Movement steps

① 侧卧于瑜伽垫上，左臂伸直贴紧地面稳定身体。② 抬腿的同时身体用力向右侧卷，拉近手肘与大腿的距离。③ 回到起始姿势。④ 进行下一轮动作。

①
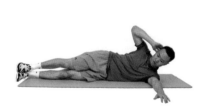

②
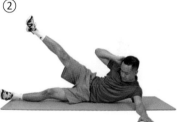

③
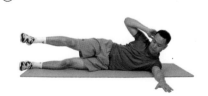

④
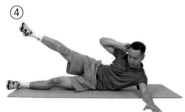

◎ 动作要领

下落时吸气，卷腹时呼气。
卷腹和抬腿时腹部右侧有挤压感
完成时间：1 分 / 组
完成次数：12 次 / 组，每天 1 组

◎ 常见错误

向前卷腹

▎5.1.13　左侧支撑抬臀

　　① 左手肘支撑在瑜伽垫上，左侧大臂垂直于地面，右手叉腰；双脚并拢，臀部下沉至最低点。② 收紧左侧侧腹，抬高臀部至最高点。③ 略作停顿。④ 回到起始状态。

①
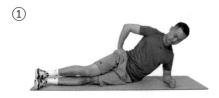

②
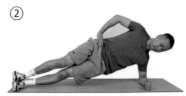

③
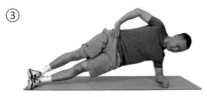

④
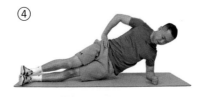

◎ 动作要领

抬臀时呼气，下放时吸气。
左侧腹部有明显收缩发力感
完成时间：1 分 / 组
完成次数：15 次 / 组，每天 1 组

◎ 常见错误

身体不稳，前后摆动

▎5.1.14　右侧支撑抬臀

　　① 右手肘支撑在瑜伽垫上，右侧大臂垂直于地面，左手叉腰；双脚并拢，臀部下沉至最低点。② 收紧右侧侧腹，抬高臀部至最高点。③ 略作停顿。④回到起始状态。

①
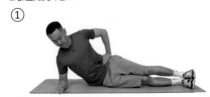

②
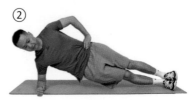

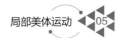

③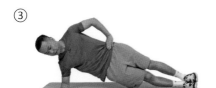

④

◎ **动作要领**

抬臀时呼气，下放时吸气。
右侧腹部有明显收缩发力感
完成时间：1 分 / 组
完成次数：15 次 / 组，每天 1 组

◎ **常见错误**

身体不稳，前后摆动

 # 5.2　告别大象腿

所谓大象腿，就是整个脚都比较粗壮。众所周知，腿部堆积脂肪的概率相对较高，而且腿部的脂肪是最难分解的，因此很多人在大腿减肥的问题上不断犯难。明明腰部已经很瘦了，腿部却始终瘦不下来，这是很多人都会遇到的难题。其实，只有选对锻炼动作，并且持之以恒，大象腿也并非无解。

本训练是针对瘦腿的专门训练方案，每周练习 3 ~ 4 次，可与其他减脂训练同时进行。训练过程中可能会出现腿部和腹部肌肉酸痛的情况，这属于正常现象。

5.2.1　侧卧左侧提膝

运动步骤
Movement steps

① 侧卧在瑜伽垫上，左腿伸直，微微抬起。② 臀部外侧发力提膝，提膝时大腿尽可能贴近腹部。③ 提膝至最高点后左膝盖轻点地。④ 回到起始姿势。

① 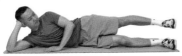　②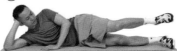

③ 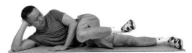　④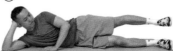

◎ 动作要领

提膝时呼气，还原时吸气。
臀部外侧有明显收缩感
左腿全程悬空
完成时间：1 分 / 组
完成次数：20 次 / 组，每天 1 组

◎ 常见错误

提膝时膝盖触地

5.2.2　侧卧右侧提膝

运动步骤
Movement steps ▼

　　① 侧卧在瑜伽垫上，右腿伸直，微微抬起。② 臀部外侧发力提膝，提膝时大腿尽可能贴近腹部。③ 提膝至最高点后右膝盖轻点地。④ 回到起始姿势。

① 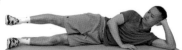　②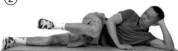

③ 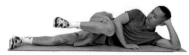　④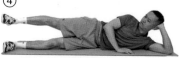

◎ 动作要领

提膝时呼气，还原时吸气。
臀部外侧有明显收缩感。
右腿全程悬空
完成时间：1 分 / 组
完成次数：20 次 / 组，每天 1 组

◎ 常见错误

提膝时膝盖触地

5.2.3　侧卧左侧前抬腿

运动步骤
Movement steps ▼

　　① 侧卧在瑜伽垫上。② 左侧大腿垂直于身体，脚尖略朝下。③ 臀部外侧发力抬起左腿，抬腿时大腿向胯的方向缩，而不是向远处伸。④ 回到起始姿势。⑤ 进行下一轮动作。

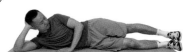

①

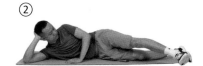

②

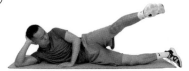

③

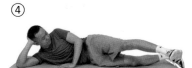

④

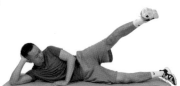

⑤

◎ 动作要领

抬腿时呼气，下放时吸气。
臀部外侧有收缩感。
抬起的高度比身体略高一点
完成时间：1 分 / 组
完成次数：20 次 / 组，每天 1 组

◎ 常见错误

大腿抬得过高

5.2.4 侧卧右侧前抬腿

运动步骤
Movement steps ▼

① 侧卧在瑜伽垫上。② 右侧大腿垂直于身体，脚尖略朝下。③ 臀部外侧发力抬起右腿，抬腿时大腿向胯的方向缩，而不是向远处伸。④ 回到起始姿势。⑤ 进行下一轮动作。

①

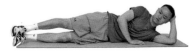

②

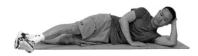

③

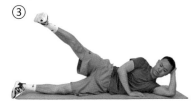

④
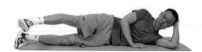

⑤
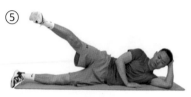

◎ 动作要领

抬腿时呼气，下放时吸气。
臀部外侧有收缩感。
抬起的高度比身体略高一点
完成时间：1 分 / 组
完成次数：20 次 / 组，每天 1 组

◎ 常见错误

大腿抬得过高

5.2.5 左腿翘曲两头起

运动步骤
Movement steps ▼

① 躺在瑜伽垫上，右腿屈膝，左腿脚踝放在右腿大腿前侧，双手放在头两侧。②～④ 卷腹时抬腿，臀部与肩部同时离地。

①
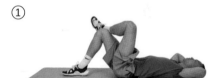

②
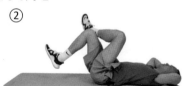

③
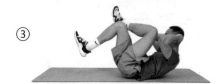

④
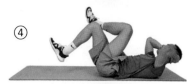

◎ 动作要领

下落时吸气，卷腹时呼气。
双腿全程是放松状态。
卷起时，腹部有明显收缩挤压感，
左侧感觉更强烈。
手肘不要朝前用力掰
完成时间：1 分 / 组
完成次数：10 次 / 组，每天 1 组

◎ 常见错误

臀部与肩部未同时离地

5.2.6 右腿翘曲两头起

运动步骤
Movement steps ▼

① 躺在瑜伽垫上，左腿屈膝，右腿脚踝放在左腿大腿前侧，双手放在头两侧。②～④卷腹时抬腿，臀部与肩部同时离地。

①
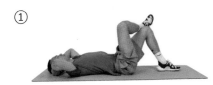

②
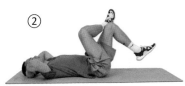

③
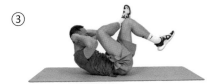

④
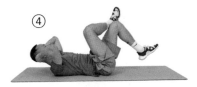

◎ 动作要领

下落时吸气，卷腹时呼气。
双腿全程是放松状态。
卷起时，腹部有明显收缩挤压感，
右侧感觉更强烈。
手肘不要朝前用力掰
完成时间：1 分 / 组
完成次数：10 次 / 组，每天 1 组

◎ 常见错误

臀部与肩部未同时离地

5.2.7 仰卧开合腿

运动步骤
Movement steps ▼

① 臀部贴地，大腿抬起至与地面垂直，膝盖微屈，双手放在身体两侧。②、③ 双腿张开至最大幅度，腿内侧发力夹腿。

①
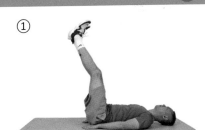

② 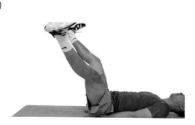　③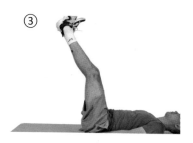

◎ 动作要领

夹腿时呼气，下放时吸气。
在最低处大腿内侧有牵拉感。
在抬起过程中大腿内侧有一定发力感
完成时间：1 分 / 组
完成次数：30 次 / 组，每天 1 组

◎ 常见错误

动作过快

5.2.8　相扑深蹲

运动步骤
Movement steps　▼

　　① 自然站立。② 双脚分开约两倍肩宽，脚尖朝向斜前方。③ 下蹲到大腿平行于地面，臀部稍微向后坐，膝盖要和脚尖方向一致，上半身尽可能挺直，双手交叉握置于胸口。④ 身体慢慢还原。侧面动作如⑤～⑨。

① 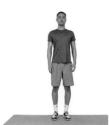　②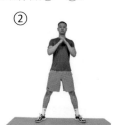

③ 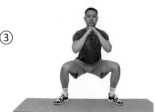　④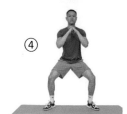

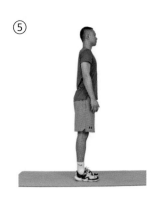

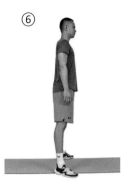

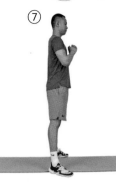

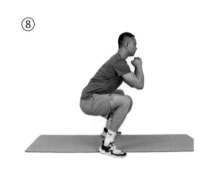

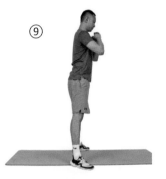

◎ 动作要领

蹲起时呼气，下落时吸气。
蹲下时，臀部和大腿内侧慢慢产生拉伸感。
蹲起时，臀部和大腿内侧主动收缩发力。
膝关节与脚尖方向一致
完成时间：1 分 / 组
完成次数：16 次 / 组，每天 1 组

◎ 常见错误

膝盖内扣

5.2.9　深蹲交替提膝跳

运动步骤
Movement steps

　　① 自然站立，腰背挺直。② 双脚分开约 1.5 倍肩宽。③ 手臂屈肘放于胸前，做深蹲。④ 向上跳跃。⑤ 快速提起左膝，对侧手触碰提膝腿的膝盖，另一侧手自然向后摆动。⑥、⑦ 换提右膝。重复上述动作。

①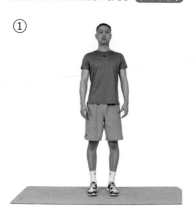

②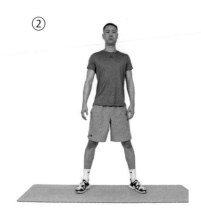

③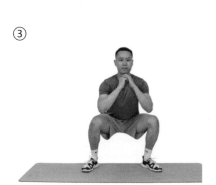

④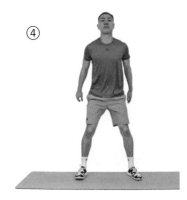

⑤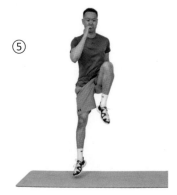

⑥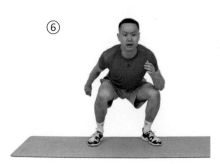

⑦

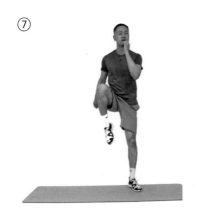

◎ 动作要领

深蹲时吸气，跳起时呼气。
全身发力参与，几次动作后心跳、
呼吸速度加快。
提膝至大腿与地面平行
完成时间：1 分 / 组
完成次数：12 次 / 组，每天 1 组

◎ 常见错误

提膝高度不够

5.3　小蛮腰养成

　　不管是男性还是女性，腰粗不仅会导致身材臃肿，还会影响身体健康。中医认为，腰是人体的带脉区，所有的经络都是竖着的，只有带脉是横着的，也是身体微循环最薄弱的地方，腰部脂肪过多容易造成淤堵现象，堆积毒素和脂肪。因此，瘦腰一向是减脂训练的重点。

　　本训练是针对瘦腰的专门训练方案，每周练习 3 ～ 4 次，可与其他减脂训练同时进行。训练前不要吃过多食物，避免饱腹，以免在运动中出现腹部不适。训练过程中可能会出现腰部和腹部肌肉酸痛的情况，这属于正常现象。

5.3.1　半程肩桥

运动步骤
Movement steps　　　　　　　　　　　　　　　　　　　　▼

　　① 屈膝仰卧在瑜伽垫上，双腿分开与髋同宽，保持膝关节和脚尖方向一致，躯干保持自然中立，双臂自然放在身体两侧，吸气准备。② 呼气，尾骨卷向耻骨，骨盆后倾，骨盆带动腰椎抬离垫子，保持身体稳定，再次吸气。③ 呼气，腰椎逐节还原到垫子上，骨盆还原至中立。

①

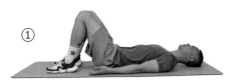

②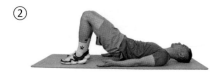

③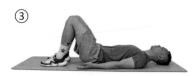

◎ **动作要领**

吸气，准备；呼气，骨盆和腰椎卷动。
腹部深层肌肉收紧、控制骨盆和脊柱的运动
完成时间：1 分 / 组
完成次数：15 次 / 组，每天 1 组

◎ **常见错误**

没有骨盆卷动，直接将骨盆和腰椎抬离垫子

5.3.2 快速肩桥

运动步骤
Movement steps

① 仰卧，双腿自然弯曲约 90°，双腿分开约与髋同宽，脚掌放松；双手自然放在身体两侧，保持脊柱自然中立位。吸气，保持躯干稳定。② 呼气，尾骨卷向耻骨，耻骨抬高，骨盆后倾。③ 继续呼气，将脊柱从尾骨一节一节抬高卷离垫子，直至膝盖、髋部抬高与肩膀呈一条直线。④ 吸气，屈髋向下，松开盆底肌。⑤ 呼气，伸髋向上，快速收紧盆底肌。重复动作。

①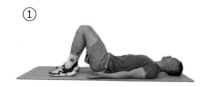

②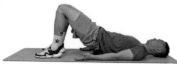

③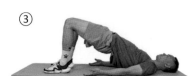

④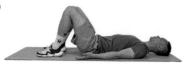

⑤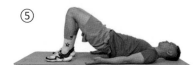

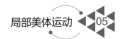

◎ **动作要领**

鼻子吸气，嘴巴呼气
感受盆底肌的收缩和舒张
完成时间：1 分 / 组
完成次数：30 次 / 组，每天 1 组

◎ **常见错误**

动作没有节奏

5.3.3　对角动态支撑

运动步骤
Movement steps

① 从俯卧撑姿势开始，双脚分开与肩同宽，身体绷紧成一条直线。② 保持身体稳定，抬起对侧的手、脚，保持一定时间。③ 回到起始姿势。④ 再换另一侧。⑤ 再次回到起始姿势。准备下一轮动作。

①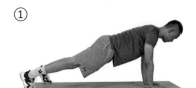

② 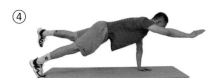　③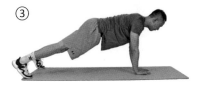

④ 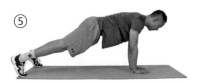　⑤

◎ **动作要领**

还原时吸气，抬起手脚时呼气。
抬起手脚时，侧腹和背部脊柱两侧的竖脊肌会有强烈的紧绷感。
手脚在最高点略作停顿，感受核心区的发力
完成时间：1 分 / 组
完成次数：15 次 / 组，每天 1 组

◎ **常见错误**

动作节奏过快，导致腹肌刺激深度不足

5.3.4　俯卧挺身转体

① 俯卧在瑜伽垫上，双手扶于耳后。② 挺身，身体向左旋转。③ 还原起始姿势。④ 再向右旋转。⑤ 全程肘部不要着地，双脚不要离开地面；保持背部紧张，缓慢回到起始姿势。

①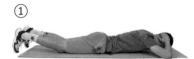

②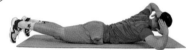

③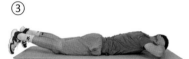

④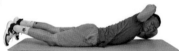

⑤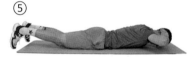

◎ 动作要领
挺身时吸气，转体时憋气，俯身时呼气。 下背部有酸胀感 完成时间：1分/组 完成次数：15次/组，每天1组

◎ 常见错误
双手用力抱住脖颈，造成颈椎压力过大

5.3.5　蛙泳挺身

① 俯卧在瑜伽垫上，手臂前伸，双腿自然分开。② 收紧臀部和背部，抬起四肢，同时屈肘后缩手臂。③ 膝盖和双肩离开地面。④ 略作停顿后回到起始位置。⑤ 进行下一轮动作。

①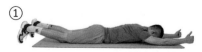

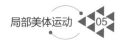

②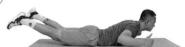

③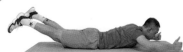

④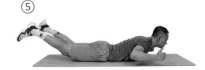

⑤

◎ 动作要领

挺身时呼气，还原时吸气。
挺身时臀部和整个背部的肌肉有
紧绷感
完成时间：1 分 / 组
完成次数：15 次 / 组，每天 1 组

◎ 常见错误

腰部疼痛

▌5.3.6 俯卧两头起

运动步骤
Movement steps ▼

① 趴在瑜伽垫上，双腿分开一定
距离并伸直，双手伸展，贴地放在耳
侧。② 抬起手臂和腿部至最高点，略
作停顿。③ 回到起始姿势。

①

②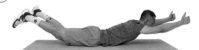

③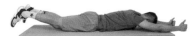

◎ 动作要领

手脚上举时呼气，还原时吸气。
抬手时，感受脊椎两侧肌肉收紧;
抬腿时，感受臀部的挤压感
完成时间：1 分 / 组
完成次数：15 次 / 组，每天 1 组

◎ 常见错误

肩部、大腿感觉过于强烈

▎5.3.7 下蹲抬臂

① 完全蹲下，双腿放松，双手分别放在同侧膝前。② 抬起一侧手臂用力向上伸展，目光随手移动，至向上伸直，另一侧手臂抵住膝盖内侧，防止下肢跟随上身转动。③ 保持动作一定时间后还原。④、⑤ 换另一只手，重复原来的动作。

①

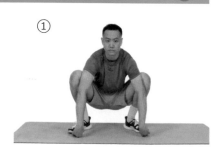

②

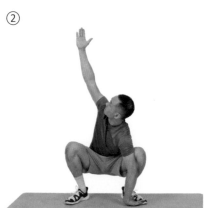

③

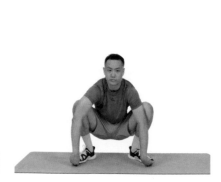

④

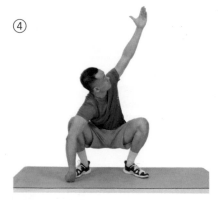

⑤

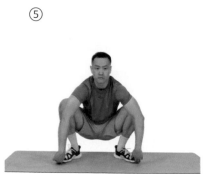

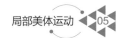

抬臂吸气，还原呼气。

胸椎产生一定的扭转，抬手侧胸部有轻微牵拉感

完成时间：1 分 / 组

完成次数：12 次 / 组，每天 1 组

下肢跟随上肢转动

5.3.8　骨盆前倾

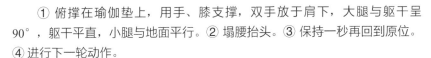

运动步骤
Movement steps

　　① 俯撑在瑜伽垫上，用手、膝支撑，双手放于肩下，大腿与躯干呈90°，躯干平直，小腿与地面平行。② 塌腰抬头。③ 保持一秒再回到原位。④ 进行下一轮动作。

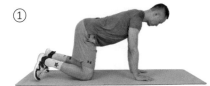

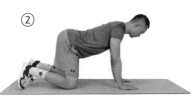

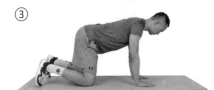

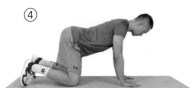

吸气塌腰，呼气还原。

塌腰时骨盆仍在膝上方但有前倾活动。

塌腰抬头使脊柱拉长避免过度负荷

完成时间：1 分 / 组

完成次数：15 次 / 组，每天 1 组

腰部过度挤压出现疼痛

▌5.3.9　腰部拉伸

运动步骤
Movement steps
▼

①自然站立，双脚并拢，双手自然下垂。②弯腰并将双手在膝关节后面抱紧。③用力弓背，上弓到最大幅度，双手保持锁定状态。④回到起始姿势。进行下一轮动作。

①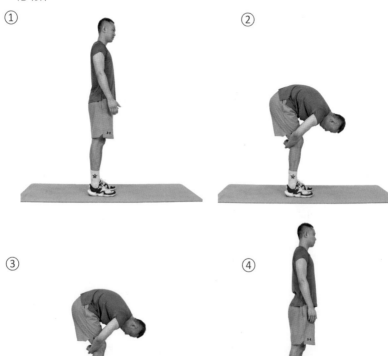

②

③

④

◎ **动作要领**

全程保持均匀呼吸。
腰部有明显的拉伸舒展感。
可以适当屈膝
完成时间：30 秒
完成次数：1 次，每天 1 组

◎ **常见错误**

膝盖过于伸直，导致大腿后侧牵拉感过于强烈

5.4 打造蜜桃臀

臀部可以说是女性身上脂肪最多最饱满的部位，也是女性与生俱来最性感的部位之一，特别是蜜桃臀。

蜜桃臀是臀形的一种，因臀部形状似水蜜桃而得名，被认为是女性健康、美丽的标志之一。这样的臀部不仅丰满圆润，而且适度上翘。不过，想要拥有蜜桃臀，并不是件简单的事情。必须缩减臀部多余脂肪，并且增加臀部的肌肉。这样臀下部的脂肪就会消失，臀部的曲线不仅会变得优美，还会让臀部更加浑圆、紧实、挺翘。

本训练是针对臀部塑形的专门训练方案，每周练习 3 ～ 4 次，可以和腿部训练放在一起进行。训练前不要吃过多食物，避免饱腹，以免运动中出现腹部不适。训练过程中可能会出现气喘和肌肉酸痛的情况，这属于正常现象。做训练动作时要把注意力放到臀部上，主动感受臀部的收缩。此外，要始终保持收腹姿势，腰背挺直，塌腰挺腹会让臀大肌训练得不充分，影响训练效果。

▌5.4.1 臀部动态拉伸

运动步骤
Movement steps ▼

① 自然站立，双脚分开与肩同宽，双手自然下垂。② 双手用力抱紧左小腿，膝盖紧贴腹部上提。③ 提膝同时踮起右脚脚尖。④ 抱紧右小腿，重复以上动作。侧面动作如⑤～⑧。

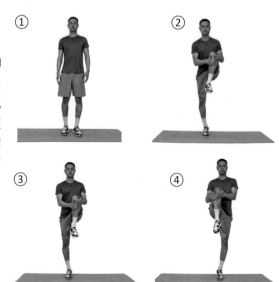

◎ 动作要领

提腿时吸气，还原时呼气。
提腿时，臀部有一定的牵拉感
完成时间：1 分 / 组
完成次数：10 次 / 组，每天 1 组

◎ 常见错误

腿部提起幅度过小

⑤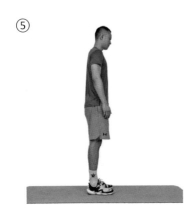

⑥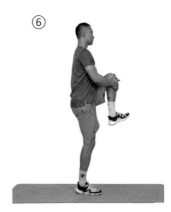

⑦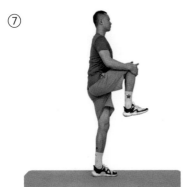

⑧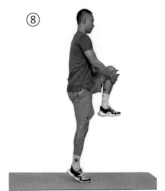

▎5.4.2　左侧髂腰肌拉伸

运动步骤
Movement steps

　　① 自然站立，双脚分开与肩同宽，双手自然下垂。② 双手放在右侧大腿上，左腿向后撤，整个身体呈弓步，躯干垂直于地面。③ 身体向右侧扭转，保持静止，感受左腿大腿根部的拉伸感。

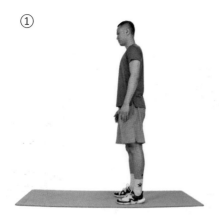

①

◎ 动作要领

自然呼吸。
左侧大腿根部和左侧腹部有拉伸感。
如果训练环境允许，可以将左腿膝盖跪在地面上，身体主动向前倾，这样会增强拉伸感
完成时间：20 秒 / 组
完成次数：1 次 / 组，每天 1 组

◎ 常见错误

拉伸感不强

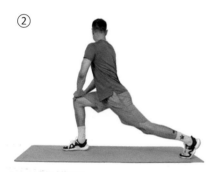

②

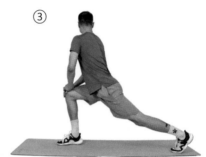

③

▌5.4.3　右侧髂腰肌拉伸

运动步骤
Movement steps　　　　　　　　　　　　　　▼

　　① 自然站立，双脚分开与肩同宽，双手自然下垂。② 双手放在左侧大腿上，右腿向后撤，整个身体呈弓步，躯干垂直于地面。③ 身体向左侧扭转，保持静止，感受右腿大腿根部的拉伸感。

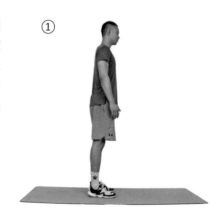

①

②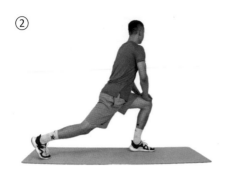

③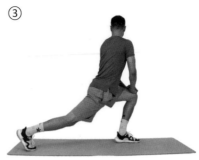

◎ 动作要领

自然呼吸。
右侧大腿根部和右侧腹部有拉伸感。
如果训练环境允许，可以将右腿
膝盖跪在地面上，身体主动向前
倾，这样会增强拉伸感
完成时间：20 秒 / 组
完成次数：1 次 / 组，每天 1 组

◎ 常见错误

拉伸感不强

5.4.4 跪姿左侧抬膝

运动步骤
Movement steps ▼

① 俯跪在瑜伽垫上，双手撑地。
② 右膝着地，左膝弯曲离地，将左
侧大腿向外展开至最高点，除了左腿，
身体其他部位保持不动，感受臀部外
侧发力。③ 回到起始姿势。准备下
一轮动作。

①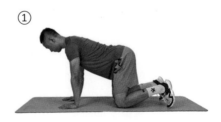

②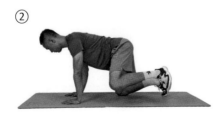

③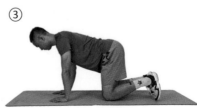

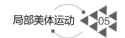

◎ 动作要领

下放时吸气，外展时呼气。
臀部外侧偏上有明显收缩挤压感
完成时间：1 分 / 组
完成次数：16 次 / 组，每天 1 组

◎ 常见错误

腿抬得过高，带动骨盆转动

▍5.4.5 跪姿右侧抬膝

运动步骤
Movement steps

① 俯跪在瑜伽垫上，双手撑地。
② 左膝着地，右膝弯曲离地，将右侧
大腿向外展开至最高点，除了右腿，
身体其他部位保持不动，感受臀部外
侧发力。③ 回到起始姿势。准备下一
轮动作。

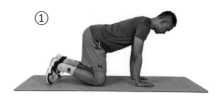

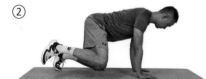

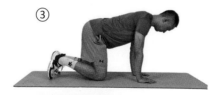

◎ 动作要领

下放时吸气，外展时呼气。
臀部外侧偏上有明显收缩挤压感
完成时间：1 分 / 组
完成次数：16 次 / 组，每天 1 组

◎ 常见错误

腿抬得过高，带动骨盆转动

▍5.4.6 跪姿左侧抬腿画圈

运动步骤
Movement steps

① 俯跪在瑜伽垫上，双手撑地。② 右膝着地，左腿伸直离地，背部挺直，
除左腿外全身固定。③～⑧ 左腿绷直，用胯部带动左腿画圈。

① 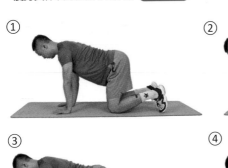 ②

③ 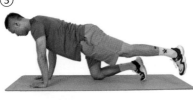 ④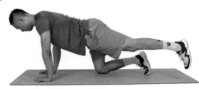

⑤ 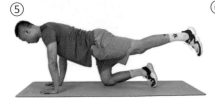 ⑥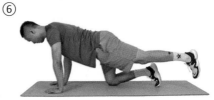

⑦ 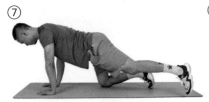 ⑧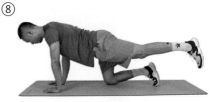

◎ 动作要领

全程保持均匀呼吸。
腿抬到与身体在同一平面。
左侧臀部有一定的紧绷感
完成时间：20 秒 / 组
完成次数：1 次 / 组，每天 1 组

◎ 常见错误

腿部过度抬高导致塌腰

5.4.7 跪姿右侧抬腿画圈

运动步骤
Movement steps ▼

　　① 俯跪在瑜伽垫上，双手撑地。② 左膝着地，右腿伸直离地，背部挺直，除右腿外全身固定。③～⑧ 右腿绷直，用胯部带动右腿画圈。

①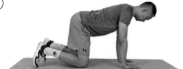

②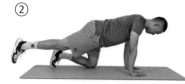

③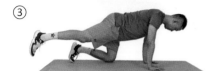

④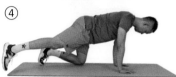

⑤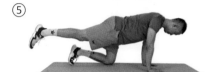

⑥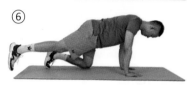

⑦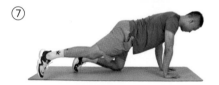

⑧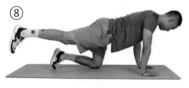

◎ 动作要领

全程保持均匀呼吸。
腿抬到与身体在同一平面。
右侧臀部有一定的紧绷感
完成时间：20 秒 / 组
完成次数：10 次 / 组，每天 1 组

◎ 常见错误

腿部过度抬高导致塌腰

▌5.4.8 左侧单腿臀桥

运动步骤
Movement steps

① 仰卧在瑜伽垫上。② 右腿伸直离地，左腿屈膝踩实。③ 发力将臀部抬起至左侧大腿与身体呈 0°角，臀部抬起时上背部支撑地面。④ 抬至最高点时保持右侧大腿与左侧大腿在同一平面。⑤ 回到起始位置。进行下一轮动作。

①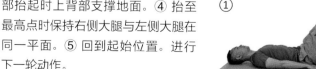

②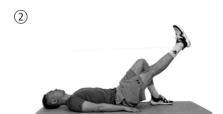

③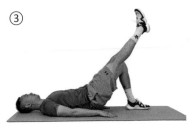

④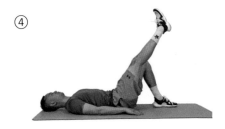

⑤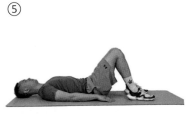

◎ 动作要领

呼气抬起身体，吸气缓慢下落。
臀部和大腿后侧有明显收缩感。
保持腰腹核心收紧，臀大肌用力
完成时间：1 分 / 组
完成次数：15 次 / 组，每天 1 组

◎ 常见错误

骨盆前倾，腰部过多用力

5.4.9　右侧单腿臀桥

运动步骤
Movement steps ▼

　　① 仰卧在瑜伽垫上。② 左腿伸直离地，右腿屈膝踩实。③ 发力将臀部抬起至右侧大腿与身体呈 0°角，臀部抬起时上背部支撑地面。④ 抬至最高点时保持左侧大腿与右侧大腿在同一平面。⑤ 回到起始位置。进行下一轮动作。

①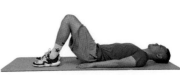

②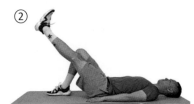

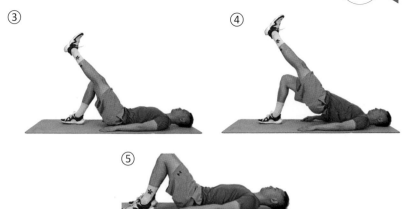

③ ④

⑤

◎ 动作要领

呼气抬起身体，吸气缓慢下落。
臀部和大腿后侧有明显收缩感。
保持腰腹核心收紧，臀大肌用力
完成时间：1 分 / 组
完成次数：15 次 / 组，每天 1 组

◎ 常见错误

骨盆前倾，腰部过多用力

5.4.10　左腿蚌式支撑

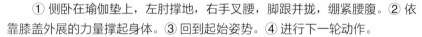

运动步骤
Movement steps ▼

① 侧卧在瑜伽垫上，左肘撑地，右手叉腰，脚跟并拢，绷紧腰腹。② 依靠膝盖外展的力量撑起身体。③ 回到起始姿势。④ 进行下一轮动作。

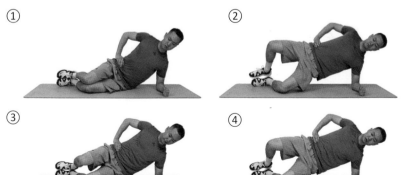

① ②

③ ④

◎ 动作要领

抬起时呼气，下落时吸气。
腿开合时，臀部外侧有明显收缩
发力感
完成时间：1分/组
完成次数：12次/组，每天1组

◎ 常见错误

臀部外侧发力感不明显

5.4.11　右腿蚌式支撑

运动步骤
Movement steps

① 侧卧在瑜伽垫上，右肘撑地，左手叉腰，脚跟并拢，绷紧腰腹。② 依靠膝盖外展的力量撑起身体。③ 回到起始姿势。④ 进行下一轮动作。

①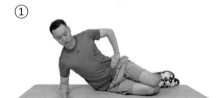

②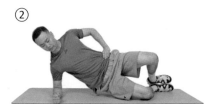

③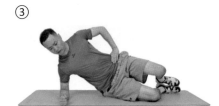

④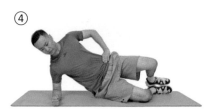

◎ 动作要领

抬起时呼气，下落时吸气。
腿开合时，臀部外侧有明显收缩
发力感
完成时间：1分/组
完成次数：12次/组，每天1组

◎ 常见错误

臀部外侧发力感不明显

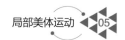

 5.5　锻造大胸肌

发达的胸肌是展示男性魅力的利器，也是安全感的象征。而胸部也是女性非常重要的一部分，但随着年龄的增长，女性常常面临着胸部下垂、外扩、副乳等问题。因此，无论男女都需要合理的胸部训练。

本训练是针对胸部塑形的专门训练方案，训练动作以俯卧撑为主。俯卧撑是徒手训练胸肌的最佳动作，但单纯地练俯卧撑最终只会把俯卧撑练得越来越轻松。要想用俯卧撑锻炼胸肌，需要多种变式俯卧撑的组合，让胸肌全方位充血。

本训练每周练习 3 ～ 4 次，在每天精神最饱满的时候进行练习。训练前不要吃过多食物，避免饱腹，以免运动中出现腹部不适。训练过程中可能会出现气喘和肌肉酸痛的情况，这属于正常现象。

5.5.1　扩胸

运动步骤
Movement steps ▼

① 自然站立，抬头挺胸，绷紧腹部，双脚打开与肩同宽。②、③ 掌心向前，双臂同时交替打开。侧面特写如④～⑥。

① 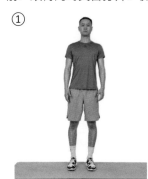　② 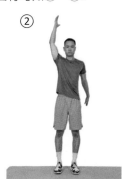　③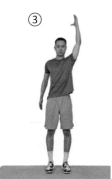

◎ **动作要领**

合掌呼气，扩胸吸气。
感受胸部的拉伸。
双臂放松，配合呼吸，有节奏地开合
完成时间：20 秒 / 组
完成次数：10 次 / 组，每天 1 组

◎ **常见错误**

动作太快或过于僵硬

④ 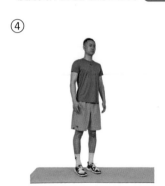 ⑤ 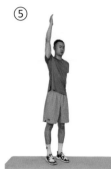 ⑥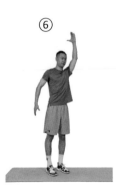

5.5.2 分腿俯卧撑

① 俯卧撑于瑜伽垫上，腰背挺直，从侧面看身体呈一条直线，双手撑于胸部两侧，间距比肩略宽。② 屈臂俯身至肘关节略高于躯干。③ 伸臂起身还原至起始姿势。脚部特写如④。

①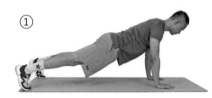

②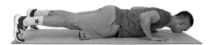

③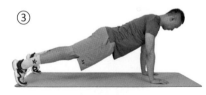

④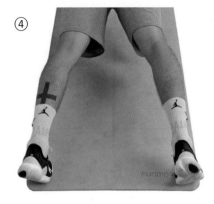

◎ 动作要领

屈臂吸气，伸臂呼气。
胸部、肩前部和大臂后侧有酸胀感。
肘关节要伸直，但不要超伸锁死。
全程保持腰背挺直
完成时间：1 分 / 组
完成次数：15 次 / 组，每天 1 组

◎ 常见错误

伸臂时肘关节超伸锁死；训练过程中塌腰或撅臀

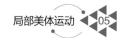

5.5.3　跪姿俯卧撑

① 双脚交叉跪于瑜伽垫上，腰背挺直，从侧面看身体呈一条直线，双手撑于胸部两侧，间距比肩略宽。
② 屈臂俯身至肘关节略高于躯干。
③ 伸臂起身还原至起始姿势。腿部特写如④。

①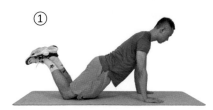

②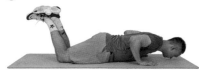

③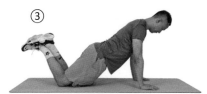

④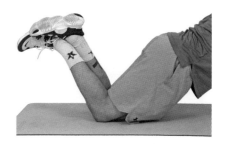

◎　动作要领

屈臂吸气，伸臂呼气。
胸部、肩前部和大臂后侧有酸胀感。
肘关节要伸直，但不要超伸锁死。
全程保持腰背挺直
完成时间：1 分 / 组
完成次数：15 次 / 组，每天 1 组

◎　常见错误

伸臂时肘关节超伸锁死；训练过程中塌腰或撅臀

5.5.4　缓冲俯卧撑

① 跪于瑜伽垫上，身体重心慢慢前移，向前倾倒。②～④ 胸肌保持持续紧张，手臂微屈，身体即将触地时先用双手触地，胸肌发力缓冲。若冲击力太大，可以略微撅起臀部。⑤～⑦ 慢慢再回到起始姿势。⑧ 进行下一轮动作。

①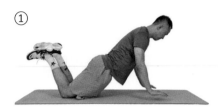

②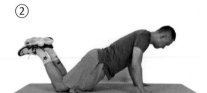

③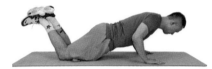

④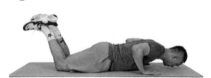

⑤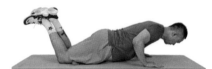

⑥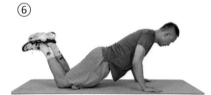

⑦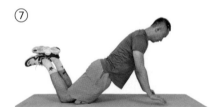

⑧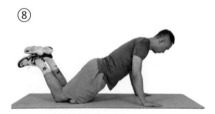

◎ 动作要领

推起身体时呼吸，身体下降时憋气。
下落时，胸部保持紧绷；停顿时，
胸部出现牵拉感。
推起时，胸部、肩部发力收缩。
双手距离比肩略宽，手肘略高于
胸部
完成时间：1 分 / 组
完成次数：12 次 / 组，每天 1 组

◎ 常见错误

身体下降缓冲时手臂发力过多，手臂
弯曲不够导致肘关节承受压力过大

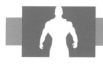

5.6 练出有型背

俗话说，背厚一公分，人显老三岁。背厚往往是因为背部脂肪堆积，这不仅会加重脊椎负担，导致脊椎变形，还会堵塞背部经络，导致气血不畅，百病丛生。因此，背部塑形不管对于男性还是女性都非常重要，宽阔笔直的背部，不仅会让体形更加美观，而且还会增强对背部的保护。

本训练是针对背部塑形的专门训练方案，每周练习 3 ～ 4 次，可与臀部或胸部训练放于同一天练习。训练过程中可能会出现背部肌肉酸痛的情况，尤其是脊椎的两侧，这属于正常现象。如果出现头疼、呼吸不畅等现象，应延长动作间的休息时间至 1 分钟以上，并站起来调整呼吸。

5.6.1 背部夹笔

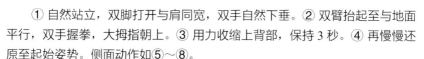

运动步骤
Movement steps

① 自然站立，双脚打开与肩同宽，双手自然下垂。② 双臂抬起至与地面平行，双手握拳，大拇指朝上。③ 用力收缩上背部，保持 3 秒。④ 再慢慢还原至起始姿势。侧面动作如⑤～⑧。

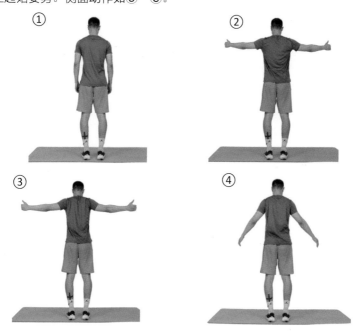

⑤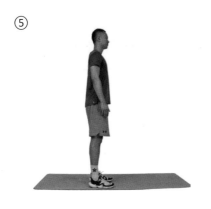

⑥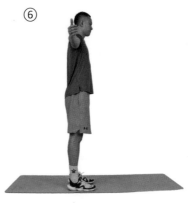

⑦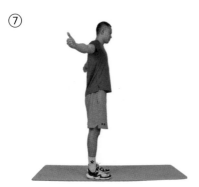

⑧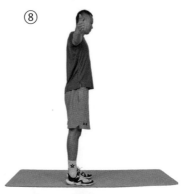

◎ 动作要领

收缩时呼气，还原时吸气。
感觉用自己的肩胛骨夹一支铅
笔，充分收缩上背部的肌肉
完成时间：30 秒 / 组
完成次数：6 次 / 组，每天 1 组

◎ 常见错误

背部发力感觉不好

5.6.2 肩胛骨前伸后缩

运动步骤
Movement steps

① 双脚开立与肩同宽，挺胸收腹沉肩。② 手臂向前平举到身前，肘关节
微屈，掌心相对。③ 肩胛骨最大幅度向前伸到极限，略作停顿。④ 最大限度
向后收缩肩胛骨，略作停顿。依次反复完成。

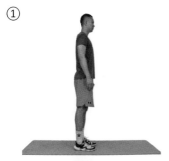

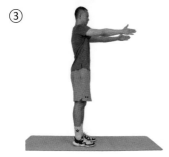

◎ 动作要领

自然呼吸。
前伸时，背部有拉伸感；后缩时，
背部有挤压感。
收紧腰腹
完成时间：1 分 / 组
完成次数：8 次 / 组，每天 1 组

◎ 常见错误

腰部随肩部晃动

▎5.6.3 俯卧 W 字伸展

运动步骤
Movement steps ▼

① 俯卧在瑜伽垫上。② 双臂与身体呈 W 字形，双手握拳，大拇指朝上。③ 抬起双臂，肋骨不要离开地面，大拇指用力上举，感受背部肌肉发力，在最高点停顿一下。④ 慢慢回到原位。⑤ 进行下一轮动作。背部特写如⑥、⑦。

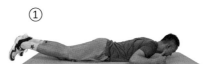

②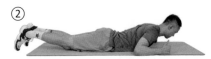 ③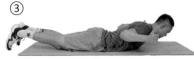

④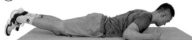 ⑤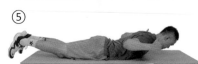

⑥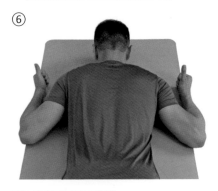 ⑦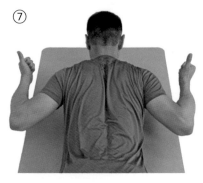

◎ **动作要领**

上举时呼气，下落时吸气。
上举时，下背部有明显紧绷感，
中背部有向中间挤压的感觉
完成时间：1 分 / 组
完成次数：16 次 / 组，每天 1 组

◎ **常见错误**

双臂抬起时耸肩

5.6.4 俯卧 YW 伸展

运动步骤
Movement steps

  ① 仰卧在瑜伽垫上。② 双臂与身体呈 Y 字形，双手十指舒展，掌心朝上。③ 背部不要离开地面，拇指用力上举，同时后缩手臂至与身体呈 W 字形，夹紧双肘，感受中背部肌肉发力，背部中间被挤压。④ 慢慢回到原位。进行下一轮动作。上身特写如⑤～⑨。

①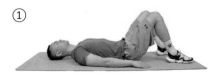 ②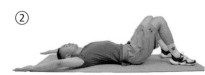

③

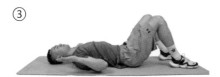

④

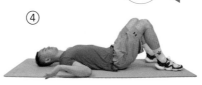

⑤

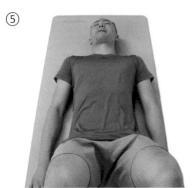

⑥

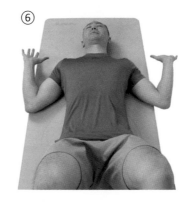

⑦

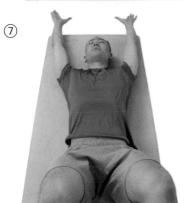

⑧

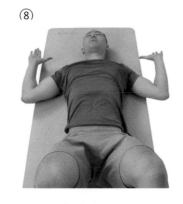

⑨

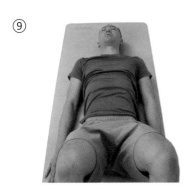

◎ 动作要领

后缩上举时吸气，还原时呼气。
后缩上举时，下背部有明显紧绷
感，中背部有向中间挤压的感觉
完成时间：1 分 / 组
完成次数：12 次 / 组，每天 1 组

◎ 常见错误

腰部感觉更强烈

5.6.5　俯卧 YA 伸展

① 俯卧在瑜伽垫上，双臂与身体呈 Y 字形，掌心朝下。② 肋骨不要离开地面，双臂向后画弧夹紧于身体两侧，感受中背部肌肉发力。背部特写如③、④。

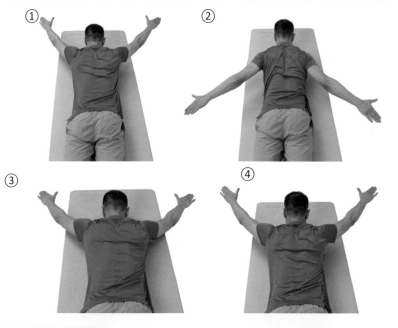

◎ 动作要领

向后夹紧时呼气，还原时吸气。
向后夹紧时，下背部有明显紧绷
感，中背部有向中间挤压的感觉
完成时间：1 分 / 组
完成次数：12 次 / 组，每天 1 组

◎ 常见错误

腰部感觉更强烈

5.6.6　跪姿背部拉伸

身体自然而放松地向前趴下，臀部坐在脚后跟上，掌心朝上，手臂向前延伸。

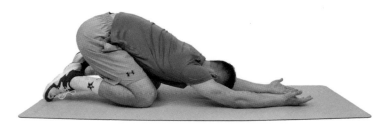

◎ 动作要领

自然呼吸。
腰背部有牵拉感
完成时间：20 秒 / 组
完成次数：1 次 / 组，每天 1 组

◎ 常见错误

下腰背太紧，导致臀部无法坐在
脚后跟上

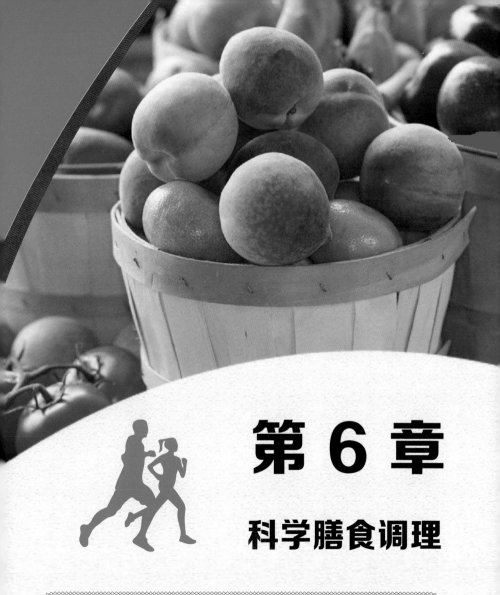

第6章

科学膳食调理

瘦身美体不仅需要持之以恒的运动，还需要科学的膳食调理，两者相辅相成才能取得最好的效果。本章主要介绍瘦身饮食方面的知识。

6.1 瘦身饮食原则

想要健康有效地瘦身美体，离不开科学的饮食原则。一味追求瘦身效果，盲目地节食减肥，会造成肠胃疾病、内分泌紊乱、心理负担加大，不但会导致瘦身失败，还会危害身体健康。因此，健康瘦身必须遵循一定的饮食原则。

少吃多餐原则

少吃多餐，将每天所需的热量分成多份多次，再分成各时段的加餐，这样既保证了不饿，又能使摄入的食物总量不发生变化，这样就解决了一不小心多吃的问题。

少吃多餐可以保证身体更快地消化食物，让身体更有效地吸收营养。瘦身期间，少吃多餐有一个原则，就是把日常的饮食总量整体减少一部分，并保证食物的多样化。这样隔几个小时进食一点，身体的营养供应不会断，身体消耗热量会更高效。

早餐不可缺原则

由于时间关系，很多人很少吃早餐或者对早餐非常不重视。殊不知，一天的热量供应是从早餐开始的，身体在休息了一夜后，器官的各项机能都在苏醒，迫切需要热量补充。没有提供足够的热量，身体会逐渐意识到自身在受到伤害，反而会加速吸收进食的热量，努力把热量转化为脂肪存储起来。所以，千万不能忽视正常的早餐。

绿叶蔬菜随意吃原则

绿叶蔬菜不但能提供足够的日常营养素，而且还是纤维素的主要来源，最大的好处是饱腹感很强，而且没有什么热量。一块巧克力的热量比一盘蔬菜的热量要高，但是蔬菜却能填饱肚子而不长胖。记住，绿叶蔬菜是瘦身饮食的基础。

多摄取蛋白质原则

人体的主要构成部分，蛋白质占了大多数，特别是肌肉。摄取蛋白质的一大好处是蛋白质消耗慢，人体不容易感到饥饿。而且人在进行大量运动后，蛋白质是补充热量、让肌肉恢复活力的必备物质。想要身体线条匀称，身材好看，蛋白质必不可少。此外，蛋白质在胃里消化较慢，所以饱腹感很强，能有效地解决贪嘴的问题。

碳水化合物不可少原则

碳水化合物是身体热量的主要来源，人日常思考、运动、各器官运行都

离不开碳水化合物提供的能量。我们日常食用的米饭、面粉、蔬菜、水果、豆制品等都是碳水化合物的来源。日常饮食中最好有一半的食物含有碳水化合物，才能保证身体健康。

油盐糖要少原则

无论是炒菜还是零食，都尽量选择油、盐、糖含量少的食物。现代人喜欢在外就餐，油炸、烧烤、火锅等，这些都是高油、高盐的饮食方式，不可贪嘴。

6.2　瘦身食物推荐

摄入脂肪或糖分过多、便秘、新陈代谢缓慢是肥胖的主因，针对这三大原因，我们选择的瘦身食物的特点是含脂肪少、含糖量低，纤维素含量高，营养丰富。

6.2.1　蔬菜类

说到瘦身，很多人的第一反应就是多吃蔬菜。的确，蔬菜是健康、营养的绿色食物，热量很低，适合那些需要瘦身的人食用。然而，并不是每种蔬菜的减肥效果都非常好。例如，蚕豆、莲藕、山药等豆类和根茎类蔬菜，含有大量的碳水化合物，所以相较于其他的蔬菜，热量并不低。即便是热量低的蔬菜，如果在烹饪过程中加入过多的食用油和作料，也会变成高热量、高油脂食物。

此外，长期食用蔬菜而不吃肉也不可取，因为蔬菜营养价值较低，长期只吃蔬菜会导致营养不良，并使人体的肌肉比例减少，新陈代谢变慢，更会影响瘦身的效果。

名　称	说　　明
魔芋	魔芋含有大量的食物纤维和水分，还有一种叫做葡萄糖甘露聚糖食物纤维的矿物质。葡萄糖甘露聚糖不能被消化酶分解，不能作为热量被利用。也就是说，魔芋几乎不含热量，怎么吃都不会胖，而且食用魔芋后会有很强的饱腹感，自然就会抑制对其他食品的摄取。不过，魔芋中的营养不全面，不宜长期食用
芹菜	芹菜富含水分及纤维素，还含有维生素A及维生素C，性味清凉，可降血压、血脂，更可清内热
豆芽	豆芽含脂肪及热量低，含水分和纤维素多，黄豆生成豆芽后，胡萝卜素增加3倍、维生素B_{12}增加4倍、维生素C增加4.5倍。常吃豆芽不仅可以瘦身，还对健康非常有益

名　称	说　明
香菇	香菇含有 30 多种酶和 18 种氨基酸，其中 7 种是人体必需的氨基酸。香菇能抑制胆固醇的增加，所以有瘦身作用。其他菇类，如金针菇、草菇、蘑菇等，都是减肥者很好的食品
萝卜	萝卜含有丰富的水溶性纤维，能降低胆固醇和血糖。萝卜所含热量较少，吃后易产生饱胀感，能使肠道紧张度增高、肠蠕动增强，缩短食物在肠道的存留时间，利于食物代谢及废物的排出，这些都有助于瘦身
白菜	白菜性凉，味甘，所含营养成分除糖、蛋白质外，还有维生素 B、维生素 C、胡萝卜素以及钙、磷、铁、锌等矿物质，是极佳的减肥绿叶蔬菜
菠菜	菠菜性寒凉，味甘，含糖、蛋白质、维生素 K、矿物质等，铁含量最为丰富。其所含热量较少，可用于防止肥胖症、高血压、糖尿病等
韭菜	韭菜性温，是粗纤维食品，在胃肠道吸水后迅速膨胀，不但能增强饱腹感，减少食量，还能润肠通便，排出体内过剩的营养物质，在瘦身中有其不可忽视的作用
生菜	生菜含有甘露醇，可以促进人体血液的循环。此外，还有叶绿素和大量膳食纤维，可以促进人体胃肠消化
莴苣	莴苣属于粗纤维类蔬菜，其性凉，味甘、苦，且含热量很低，有利于减肥
冬瓜	冬瓜不含脂肪，含有丰富的纤维素、铁、钙、磷等，尤其是冬瓜中的丙醇二酸，可阻止人体内脂肪堆积
黄瓜	黄瓜性凉，味甘，容易产生饱腹感，且所含丙醇二酸又能抑制糖转化为脂肪，所以是较好的瘦身蔬菜
苦瓜	苦瓜性寒、味苦，苦瓜中所含的苦瓜素，根据实验发现，1 毫克苦瓜素就可阻止 100 克脂肪被吸收
西红柿	西红柿性微寒，味甘、酸，其维生素 C 的含量居蔬菜、水果之首
辣椒	辣椒性热，味辛，以辣椒为主要成分的调味料能促进脂肪分解，加快新陈代谢，除湿排水，防止脂肪在人体内堆积
黑木耳	黑木耳性平，味甘，具有降压、减肥、防止动脉粥样硬化、抗癌等多种功效
海带	海带性寒，味咸，有化痰降压、软化血管、去脂减肥的作用

6.2.2　水果类

　　瘦身美体的道路上离不开水果，一是为了有饱腹感，二是为了增加身体所需要的营养，三是为了增强肠道新陈代谢，预防便秘。

名　称	说　明
苹果	苹果含有丰富的果胶，可以加速肠道排毒并降低热量吸收。此外，苹果的钾元素含量也多，可以防止腿部水肿
香蕉	香蕉含有丰富的食物纤维、维生素 A、钾等营养元素，所以在肠道清除、利尿排毒方面，拥有许多水果不具备的功效

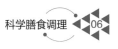

名　称	说　明
柠檬	柠檬含有较多的柠檬酸、苹果酸等有机酸，还含有丰富的维生素 C、维生素 B_1、维生素 B_2、糖类与烟酸、钙、磷、铁等多种营养成分，这些成分有很好的减肥功效
猕猴桃	猕猴桃含有较多的蛋白质分解酵素，能够有效分解肉类食物。此外，猕猴桃还有防止便秘、帮助消化、美化肌肤的功效
西瓜	西瓜含有大量氨基酸，拥有利尿排毒的功能，能够帮助人体提高新陈代谢，从而起到减肥功效
菠萝	菠萝属于酸性水果，可以整肠和帮助消化，加上菠萝富含的酵素有益于人体内毒素分解，促进排水、排脂
百香果	百香果含有多种维生素、胡萝卜素和各种微量元素，是一种营养价值很高的水果。它含有的果酸可以促进肠胃的消化，帮助人体排出毒素和垃圾，起到瘦身减肥的效果

6.2.3　肉类

一说到瘦身，99% 的人就会说以后不能吃肉，好像吃肉就等于长胖。其实导致肥胖的原因是脂肪摄入过量，换言之，只要注意脂肪摄入不要过量，肉类并不是减肥期的禁忌。更何况脂肪作为人体必需的营养素之一，需要每日定量摄入，才能保证人体的正常消耗和生长发育。

名　称	说　明
鱼肉	一般畜肉的脂肪多为饱和脂肪酸，而鱼的脂肪却富含多种不饱和脂肪酸，具有很好的降胆固醇作用。所以，体重超标者多吃鱼肉既能避免肥胖，又能避免动脉硬化和冠心病的发生
虾肉	与鱼肉相比，虾肉的热量更低，但蛋白质同样丰富，很适合作为减肥期间的肉类食物
鸡胸肉	鸡胸肉是鸡身上蛋白质含量最高的肉，每 100 克鸡胸肉中大约含有 19.4 克蛋白质，而脂肪含量仅有 5 克，超过 70% 的重量都是水分
牛肉	每 100 克牛肉含蛋白质 20 克以上，牛肉蛋白质含有的必需氨基酸较多，并且含脂肪和胆固醇偏低。不过，必须注意牛肉的做法和搭配，避免在烹饪过程中让牛肉热量飙升
兔肉	兔肉与一般畜肉的成分有所不同，其特点是：含蛋白质较多，每 100 克兔肉中含蛋白质 21.5 克；含脂肪少，每 100 克兔肉中仅含脂肪 0.4 克；含丰富的卵磷脂；含胆固醇较少，每 100 克兔肉中含胆固醇只有 83 毫克

续表

名　称	说　明
瘦猪肉	瘦猪肉蛋白质含量较高，每 100 克瘦猪肉的蛋白质含量高达 29 克，每 100 克油脂蛋白质含量为 6 克，但经煮炖后，脂肪含量还会下降
小海鲜	海蜇、章鱼、蛏子、海参等蛋白质含量很高，而脂肪含量极低，很少有脂肪含量超过 1% 的

6.3　一周瘦身食谱推荐

星期一

早餐：酸奶 1 杯、葡萄干 10 颗、全麦面包 2 片

午餐：芹菜二米粥

晚餐：水煮菜或生菜沙拉（可用醋和盐调味，请勿加热量高的沙拉酱）

TIPS：芹菜二米粥

材料：芹菜 100 克、大米 100 克、小米 100 克

做法：将芹菜洗净，切成小段；大米、小米淘洗干净；锅上火，加适量清水，放入大米、小米熬粥，先用旺火烧开，再改用小火熬 20 分钟，最后加入芹菜段煮 5 分钟即可。

星期二

早餐：豆浆 1 碗、全麦面包 2 片、鸡蛋 1 个

午餐：西红柿豆腐豆芽汤

晚餐：水煮菜或生菜沙拉（勿加沙拉酱）

TIPS：西红柿豆腐豆芽汤

材料：西红柿 1 个（约 100 克）、豆腐半盒（约 100 克）、豆芽菜 50 克、香菜少许

做法：将西红柿洗净切块，豆腐切成小方块，豆芽菜去根洗净，香菜洗净切段；锅中放清水、豆腐块，开锅后煮 5 分钟，再加西红柿块、豆芽菜略煮，放盐调味，撒上香菜段即可。

星期三

早餐：牛奶 1 杯、花卷 1 个、苹果 1 个

午餐：熘鱼片

晚餐：水煮菜或生菜沙拉（勿加沙拉酱）

TIPS：熘鱼片

材料：草鱼 1 条、木耳 10 克、菜心 50 克

调料：色拉油 2 大匙、盐 1 小匙、料酒 1 小匙，干淀粉、水淀粉、葱、姜各少许

做法：将草鱼收拾干净，切片，沾裹干淀粉用温油滑熟；木耳泡发，洗净；菜心择洗干净；葱、姜切末；锅中倒入色拉油烧热，放入葱、姜末爆香，再加入鱼片、木耳、菜心炒匀，加盐、料酒调味、倒水淀粉勾薄芡即可。

星期四

早餐：黑米红豆粥 1 碗、煮鸡蛋 1 个、凉拌萝卜丝 1 碟

午餐：芹菜炒墨鱼

晚餐：白灼青菜或生菜沙拉（勿加沙拉酱）

TIPS：芹菜炒墨鱼

材料：芹菜 150 克、墨鱼 150 克，葱花、红椒丝、黄椒丝各少许

调料：色拉油 1 大匙、盐 1 小匙、鸡精 1 小匙

做法：将芹菜择洗干净，切段；墨鱼清除内脏，洗净，切段后改花刀，用开水氽烫，沥干水分；锅内倒入色拉油烧热，放入葱花爆香，放入芹菜段翻炒几下，再放入墨鱼花、红椒丝、黄椒丝炒匀，最后加入盐、鸡精调味拌匀，装盘即可。

星期五

早餐：红薯大米粥 1 碗、咸鸭蛋 1 个

午餐：玉米须菊花粥

晚餐：白灼青菜或生菜沙拉（勿加沙拉酱）

TIPS：玉米须菊花粥

材料：玉米须 10 克、菊花 10 克、大米 200 克

调料：盐 1 小匙

做法：将新鲜玉米须以温水略泡，冲洗干净。菊花去蒂，摘下花瓣，洗净。大米淘洗干净；锅内倒入清水、玉米须，煮 10 分钟后滤去玉米须，加入大米熬至粥成，再放入盐、菊花、玉米须，略滚即成。

星期六

早餐：红薯大米粥 1 碗、咸鸭蛋 1 个

午餐：燕麦片粥

晚餐：白灼青菜或生菜沙拉（勿加沙拉酱）

TIPS：燕麦片粥

材料：燕麦片 200 克

做法：锅上火，倒入适量水，放入燕麦片，烧开后用小火煮至麦片熟烂、浓稠即可。

星期日

早餐：蒸蛋羹 1 碗、馒头 1 个、苹果 1 个

午餐：丝瓜炖豆腐

晚餐：白灼青菜或生菜沙拉（勿加沙拉酱）

TIPS：丝瓜炖豆腐

材料：丝瓜 1 根、豆腐 1 盒、金针菇 50 克、葱 1 段

调料：色拉油 1 大匙、水淀粉 1 大匙、盐 1 小匙、鸡精 1 小匙、香油 1 小匙

做法：将丝瓜去皮，洗净，切成滚刀块；豆腐切成小方块，在沸水里焯一下，捞出沥干水；葱切末；锅内倒入色拉油烧热，放入葱末爆香，再放入丝瓜块、豆腐块、金针菇翻炒，加入盐、鸡精调味，倒入水淀粉勾芡，淋上香油即可。

6.4 常见瘦身食物的热量

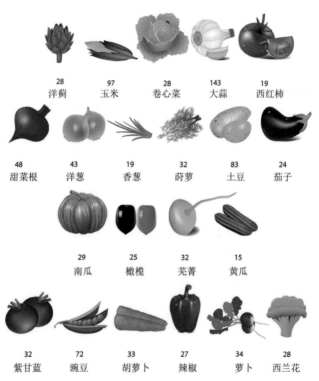

| 28 | 97 | 28 | 143 | 19 |
| 洋蓟 | 玉米 | 卷心菜 | 大蒜 | 西红柿 |

| 48 | 43 | 19 | 32 | 83 | 24 |
| 甜菜根 | 洋葱 | 香葱 | 莳萝 | 土豆 | 茄子 |

| 29 | 25 | 32 | 15 |
| 南瓜 | 橄榄 | 芜菁 | 黄瓜 |

| 32 | 72 | 33 | 27 | 34 | 28 |
| 紫甘蓝 | 豌豆 | 胡萝卜 | 辣椒 | 萝卜 | 西兰花 |

常见瘦身蔬菜每 100 克所含热量（单位：卡路里）

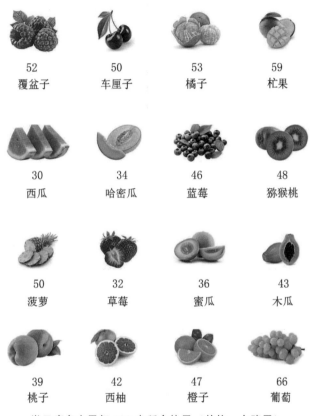

52	50	53	59
覆盆子	车厘子	橘子	杧果
30	34	46	48
西瓜	哈密瓜	蓝莓	猕猴桃
50	32	36	43
菠萝	草莓	蜜瓜	木瓜
39	42	47	66
桃子	西柚	橙子	葡萄

常见瘦身水果每 100 克所含热量（单位：卡路里）

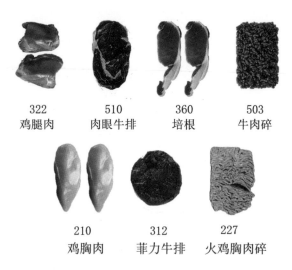

常见肉类每 200 克所含热量（单位：卡路里）